Manfred Nusseck
Claudia Spahn (Hrsg.)

Gesundheit von Musikstudierenden

freiburger beiträge zur musikermedizin

band 9

Herausgegeben von Claudia Spahn

Manfred Nusseck
Claudia Spahn (Hrsg.)

Gesundheit von Musikstudierenden

Beiträge aus dem Musikhochschulen-Netzwerk (DFG) „Gesundheit und Prävention“

projektverlag.

Bibliografische Information der Deutschen Nationalbibliothek

Die Deutsche Nationalbibliothek verzeichnet diese Publikation in der Deutschen Nationalbibliografie; detaillierte bibliografische Daten sind im Internet über http://dnb.d-nb.de abrufbar.

Gefördert durch

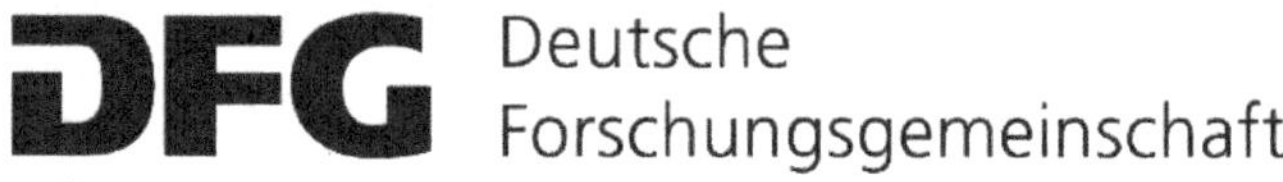

ISSN 1863-1932
ISBN 978-3-89733-589-9

www.projektverlag.de

Inhaltsverzeichnis

Einleitung

Der vorliegende Band fasst die Aktivitäten und wissenschaftlichen Erkenntnisse des von der Deutschen Forschungsgemeinschaft (DFG) 2016 bis 2021 geförderten wissenschaftlichen Netzwerks *„Psychische und körperliche Gesundheit sowie präventives Verhalten bei Musikstudierenden“* (NU 369/2-1) zusammen. In diesem Sammelband finden sich sowohl wissenschaftliche Artikel als auch Beiträge, die aus den Diskussionen und Gesprächen im Netzwerk entstanden sind und die Erfahrungen der Autorinnen und Autoren widerspiegeln. Die Vielfalt der Beiträge soll einen weiten Blickwinkel auf das Thema der Gesundheit von Musikstudierenden bieten und eine breite und interessierte Leserschaft ansprechen.

Zahlreiche Studien haben sich mit der Gesundheit von Musikstudierenden auf ihrem Weg zur professionellen Musikausbildung beschäftigt (Antonini Philippe et al., 2019; Araújo et al., 2020; Bernatzky & Kreuz, 2015; Ginsborg, Spahn & Williamon, 2010, MacDonald, Kreutz & Mitchell, 2012; Spahn, 2015). Weiterhin besteht jedoch ein Forschungs- und Handlungsdesiderat darin, die spezifischen Anforderungen an Musikstudierende – körperliche Probleme durch Überlastung, unangemessene Übepraktiken und mangelhafte ergonomische Anpassung, psychische Belastung durch Lampenfieber und Konkurrenzdruck – genauer zu erfassen und wirkungsvolle Maßnahmen an Prävention und Gesundheitsförderung zu etablieren.

Ziel dieses Netzwerks war es deshalb, das gesundheitliche Befinden und die Gesundheitsförderung von Studierenden an deutschen Musikhochschulen näher in den Blick zu nehmen und Nachwuchswissenschaftlerinnen und Nachwuchswissenschaftler im Bereich Musikphysiologie & Musikermedizin im Thema der Gesundheit von Musizierenden durch den Austausch zu fördern.

Zur Gründung des Netzwerks wurden bundesweit Vertreterinnen und Vertreter der Hochschulen für Musik, an denen ein Lehrangebot im Fach Musikphysiologie & Musikermedizin besteht, angesprochen und zur Mitwirkung eingeladen. Am Netzwerk nahmen schließlich Vertreterinnen und Vertreter der Hochschule für Musik und Darstellende Kunst Frankfurt am Main, der Hochschule für Musik Freiburg, der Hochschule für Musik und Theater »Felix Mendelssohn Bartholdy« Leipzig, der Musikhochschule Lübeck sowie der Hochschule für Musik und Theater München teil. Die Leitung des Netzwerks lag beim Freiburger Institut für Musikermedizin an der Hochschule für Musik Freiburg.

Da während des Förderzeitraums Dr. Alexandra Türk-Espitalier aus der Hochschule für Musik und Darstellende Kunst Frankfurt am Main zusätzlich eine Dozentinnenstelle in Musikphysiologie an der Universität für Musik und darstellende Kunst Wien übernahm, konnten auch die dortigen Erfahrungen in das Netzwerk integriert werden. Prof. Berthold Schmid – Professor für Gesang und bis 2020 Prorektor der Hochschule für Musik und Theater »Felix Mendelssohn Bartholdy« Leipzig und Professorin Monika Meier-Schmid – Gesangsprofessorin an der Martin-Luther-Universität Halle-Wittenberg – wurden während der Projektlaufzeit emeritiert, blieben dem Netzwerk jedoch aktiv weiterhin eng verbunden. Dr. Ingolf Schauer vertrat über die gesamte Zeit die Musikhochschule Leipzig.

Eine zentrale Aktivität des Netzwerks stellte die *Multizenterstudie* dar, deren Studienplanung und Datenauswertung von Freiburg aus koordiniert wurde. In einem Längsschnittdesign wurden Musikstudierende aller fünf Musikhochschulen seit Beginn des Studiums in jährlichen Abständen zu ihrem gesundheitlichen Befinden und ihren präventiven Aktivitäten befragt.

- Die Ergebnisse werden im vorliegenden Band ausführlich dargestellt und diskutiert (**Nusseck et al.**) und liegen ebenfalls als Publikationen in Fachzeitschriften vor (Nusseck et al., 2017; Spahn et al., 2017).

Innerhalb des Netzwerks fanden regelmäßige Treffen mindestens einmal jährlich abwechselnd an den Musikhochschulen Freiburg, München und Leipzig statt. Zu diesen Treffen wurden insbesondere auch Studierende der jeweiligen Hochschulen eingeladen, um mit ihnen über die Ergebnisse der Multizenterstudie und ihre persönlichen Erfahrungen zu sprechen.

- Die Arbeitsgruppe an der Hochschule für Musik und Theater München – **Adina Mornell, Lilian Peters und Jutta Drinda** – reflektiert in ihrem Beitrag mögliche Gründe für ein wesentliches Ergebnis der Multizenterstudie, dass während des ersten Studienjahres körperliche und psychische Beschwerden bei den Musikstudierenden signifikant ansteigen. Dabei gehen die Autorinnen nicht nur auf die lebenszeitperspektivischen und persönlichen Anforderungen an die Musikstudierenden ein, sondern berücksichtigen auch die Kontextfaktoren des Studiums an einer Musikhochschule.

- Einen Blick in die psychologische Sprechstunde an der Hochschule für Musik und Theater »Felix Mendelssohn Bartholdy«

Leipzig gewährt **Ingolf Schauer** in dem nachfolgenden Beitrag. Dabei gibt er einen Überblick über psychische Belastungen und Themen, die er im Laufe seiner Tätigkeit mit Musikstudierenden erfahren hat.

Zusammen mit einem Arbeitstreffen des DFG-Netzwerkes veranstaltete das Freiburger Institut für Musikermedizin im November 2019 an der Hochschule für Musik Freiburg das wissenschaftliche Symposium „Gesundheitsförderung im Musikstudium" (fim.mh-freiburg.de/das-institut/veranstaltungen/).

- Die in der Podiumsdiskussion diskutierten Inhalte fasst **André Rieder** aus der Perspektive eines Studierenden der Hochschule für Musik Freiburg in seinem Beitrag zusammen. Dabei bestätigt er sowohl die Ergebnisse der Multizenterstudie hinsichtlich häufiger Probleme und Belastungen der Musikstudierenden, als auch gibt er Anregungen, wie es Musikstudierenden im Alltag an einer Musikhochschule gelingen kann, für die eigene Gesundheit zu sorgen und sich präventiv zu verhalten.

In den Jahren 2020 bis 2022 stellte die Corona-Pandemie mit ihren Hygienemaßnahmen neue Anforderungen an Studierende aller Fächer. Die Studienbedingungen veränderten sich und phasenweise erfolgte eine Umstellung der Präsenzlehre in online-Lehre. Musikstudierende waren hiervon in spezifischer Weise betroffen, da sie auf Übemöglichkeiten an der Hochschule und Auftrittsmöglichkeiten sowie teilweise auch auf Einzelunterricht in Präsenz im instrumentalen Hauptfach oder im Hauptfach Gesang verzichten mussten. Die Auswirkungen der Corona-Pandemie auf die Gesundheit der Musikstudierenden und ihr Übeverhalten wurde in einigen Studien und Publikationen erfasst (vgl. López-Íñiguez, McPherson & Zarza Alzugaray, 2022; Nusseck & Spahn, 2021; Spahn et al., 2022).

Durch die Allgegenwärtigkeit des Themas Gesundheit im gesamten öffentlichen und privaten Leben während der Corona-Pandemie erhielt auch der Umgang mit dem Thema der Gesundheit von Musikstudierenden eine größere Selbstverständlichkeit. Dies betrifft insbesondere auch das psychische Befinden und zeigte sich an einem gesteigerten Interesse der Musikstudierenden, sich mit Fragen der Selbstwahrnehmung als Musikerin und Musiker und mit persönlichen Stressoren auseinanderzusetzen. An der Hochschule für Musik Freiburg wurde das Thema Resilienz im Sommersemester 2022 im Rahmen des Lehrangebots des Freiburger Instituts für Musikermedizin erstmals als eigenständiges Thema angeboten.

- In ihrem Beitrag beschreibt die Freiburger Arbeitsgruppe – **Claudia Spahn, Josephine Schmirl, Anna Immerz, Manfred Nusseck** – Konzept und Lehrerfahrung sowie die Ergebnisse der Befragung der Studierenden zu gesundheitlichen Aspekten, Wohlbefinden und Resilienz vor und nach dem Seminar.

Innerhalb der Diskussionen des Netzwerks nahm die Vermittlung der körperbezogenen individuellen, instrumenten- und gesangsspezifischen Spieltechniken und praxisbezogenen Maßnahmen von Prävention und Gesundheitsförderung einen wichtigen Stellenwert ein.

- In ihrem Beitrag berichtet **Alexandra Türk-Espitalier** über die Erfahrungen im Einzel- und Gruppenunterricht Musikphysiologie aus ihrer Lehre an der Hochschule für Musik und Darstellende Kunst Frankfurt am Main und der Universität für Musik und darstellende Kunst Wien. Hierbei differenziert sie Einzel- und Gruppenformate und setzt sie in Beziehung zur Motivation der Studierenden. Anhand kurzer Fallbeispiele illustriert sie die nachhaltigen Wirkungen ihrer langjährigen Lehrtätigkeit.

Der Austausch innerhalb des Netzwerks profitierte maßgeblich „durch den Blick über den Tellerrand“: insbesondere die Frage der Gesundheit von Studierenden anderer Studienfächer sowie Erfahrungen aus dem Bereich der Sportwissenschaft und der Sportpsychologie bereicherten die Diskussion.

- **Edgar Voltmer** und **Claudia Spahn** betrachten in ihrem Beitrag die psychosozialen Belastungen von Studierenden im Zusammenhang mit didaktischen Modellen. Die Bedeutung einer gesundheitsfördernden Didaktik mit dem Ansatz autonomiegesteuerten Lernens zeigt sich sowohl für die Gestaltung des Medizin- als auch des Musikstudiums als bedeutsame Einflussgröße für die Gesundheit der Studierenden.

- **Simone Spangler** arbeitet in ihrem Beitrag Parallelen zwischen Leistungssport und professioneller Musikausübung heraus und zeigt sportpsychologische Ansätze auf, die im Bereich der Gesundheitsförderung und Prävention bei Musikstudierenden insbesondere für ein optimales Üben sinnvoll eingesetzt werden können.

Die Ergebnisse des Netzwerks werden abschließend in einem **Résumé und Ausblick** zusammengefasst.

Der Dank der Herausgeberin und des Herausgebers geht an alle, die bei diesem Buch mitgewirkt haben. Darüber hinaus geht ein ebenso großer Dank auch an diejenigen, die sich intensiv in das Netzwerk und die produktiven Diskussionen bei den Arbeitstreffen eingebracht haben. Mit dem vorliegenden Band ist ein weiterer Meilenstein in der Gesundheitsförderung und Prävention für Musikstudierende markiert, das Thema ist jedoch bei weitem nicht abgeschlossen. So hoffen wir, dass aus den vielseitigen Kontakten und Freundschaften, die sich dank der Förderung durch die DFG aus dem Netzwerk entwickelt haben, auch in Zukunft weitreichende Projekte und Studien entstehen werden. Dieses Buch soll daher eine Weiterführung des Netzwerks und der Beschäftigung mit dem Thema Gesundheit und Prävention im Musikstudium anregen.

Manfred Nusseck und Claudia Spahn

Freiburg im Juni 2023

Literatur

Antonini Philippe, R., Kosirnik, C., Vuichoud, N., Williamon, A. & Crettaz von Roten, F. (2019). Understanding Wellbeing Among College Music Students and Amateur Musicians in Western Switzerland. Front. Psychol. 10:820. doi: 10.3389/fpsyg. 2019.00820

Araújo, L. S., Wasley, D., Redding, E., Atkins, L., Perkins, R., Ginsborg, J. et al. (2020). Fit to Perform: A Profile of Higher Education Music Students' Physical Fitness. Frontiers in Psychology, 11, 298. https://doi.org/10.3389/fpsyg.2020.00298

Bernatzky, G., & Kreutz, G. (2015). Musik und Medizin. Chancen für Therapie, Prävention und Bildung, Springer, Wien.

Ginsborg, J., Spahn, C. & Williamon, A. (2012). Health Promotion in Higher Music Education. Music, Health, and Wellbeing. Oxford: Oxford University Press. https://doi.org/10.1093/acprof:oso/9780199586974.003.0024

López-Íñiguez, G., McPherson, G.E. & Zarza Alzugaray, F.J. (2022). Effects of Threat and Motivation on Classical Musicians' Professional Performance Practice During the COVID-19 Pandemic. Front. Psychol. 13:834666. doi: 10.3389/fpsyg.2022. 834666

MacDonald, R.A.R., Kreutz, G., & Mitchell, L. (2012). Music, Health, and Wellbeing, University Press., Oxford.

Nusseck, M., Mornell, A., Voltmer, E., Kötter, T., Schmid, B., Blum, J. et al. (2017). Gesundheit und Präventionsverhalten von Musikstudierenden an verschiedenen deutschen Musikhochschulen. Musikphysiologie und Musikermedizin, 24(2), 67–84.

Nusseck, M. & Spahn, C. (2021). Musical Practice in Music Students During COVID-19 Lockdown. Front. Psychol. 12:643177. doi: 10.3389/fpsyg.2021.643177

Spahn, C. (2015). Musikergesundheit in der Praxis: Grundlagen, Prävention, Übungen. Leipzig: Henschel.

Spahn, C., Immerz, A., Hipp, A.M. & Nusseck, M. (2022). Social contact, practice, organization and technical knowledge: Experiences of music students in the course of the COVID-19 pandemic. Front. Psychol. 13:885890. doi: 10.3389/fpsyg.2022.885890

Spahn, C., Voltmer, E., Mornell, A. & Nusseck, M. (2017). Health status and preventive health behavior of music students during university education: Merging prior results with new insights from a German multicenter study. Musicae Scientiae, 21(2), 213–229. https://doi.org/10.1177/1029864917698197

Gesundheit und Präventionsverhalten von Musikstudierenden an deutschen Musikhochschulen – Ergebnisse einer Multizenterstudie[1]

Manfred Nusseck, Adina Mornell, Edgar Voltmer, Thomas Kötter, Bertold Schmid, Jochen Blum, Alexandra Türk-Espitalier, Anna Immerz, Timo Fischinger, Claudia Spahn

Die Aufrechterhaltung der körperlichen und psychischen Gesundheit bei Berufsmusikerinnen und -musikern stellt Ausübende und Behandelnde vor spezifische Herausforderungen. Die Prävention und Behandlung musiker*innenspezifischer Erkrankungen in der Phase der Berufsausübung ist deshalb eine zentrale Aufgabe der Musikermedizin (Spahn et al., 2011). Die Grundlagen für erfolgreiche Prävention werden jedoch bereits in der Ausbildung gelegt. Ein angemessenes Gesundheitsbewusstsein sowie Kompetenzen im Bereich der musiker*innenspezifischen psychischen und körperlichen Gesundheitsförderung (Spahn, 2015) werden an deutschen Musikhochschulen im Fach Musikphysiologie vermittelt. In der hier vorgestellten multizentrischen Studie wurden Musikstudierende an fünf Musikhochschulen in Deutschland in jährlichen Abständen mittels standardisierter Fragebögen zu ihrem gesundheitlichen Befinden befragt. Die Ergebnisse liefern wichtige Impulse für die Weiterentwicklung gesundheitsfördernder Maßnahmen im Fach Musikphysiologie an deutschen Musikhochschulen.

Hintergrund

Die Gesundheit von Studierenden in der Phase der professionellen Musikausbildung ist seit Jahren Gegenstand zahlreicher Untersuchungen (Bernatzky & Kreuz, 2015; Ginsborg, Spahn & Williamon, 2010, MacDonald, Kreutz & Mit-

[1] Leicht veränderte und gekürzte Version des Originalartikels: Nusseck, M., Mornell, A., Voltmer, E., Kötter, T., Schmid, B., Blum, J., Türk-Espitalier, A., Spahn, C. (2017) Gesundheit und Präventionsverhalten von Musikstudierenden an verschiedenen deutschen Musikhochschulen. Musikphysiologie und Musikermedizin DGfMM, 24(2), 67-84.

chell, 2012; Spahn, 2015). Dabei zeigte sich übereinstimmend in der internationalen Literatur, dass spielbezogene Beschwerden bereits während der Ausbildungsphase in bedenklicher Häufigkeit auftreten (Hildebrandt, Nübling & Candia, 2012; Kreutz, Ginsborg & Williamon, 2008; Lonsdale & Boon, 2016; Spahn, Nusseck & Zander, 2014; Williamon & Thompson, 2006; Zander, 2006; Zander, Voltmer & Spahn, 2010).

Körperliche und psychische Belastungen stellen sich nicht erst während der beruflichen Tätigkeiten ein, sondern treten häufig auch bereits viel früher auf. Als eine besondere Herausforderung zeigte sich z.B. der Übergang vom Studium zum Berufsleben (Ascenso, McCormick & Perkins, 2019; Guptill, 2012). Darüber hinaus fanden sich aber auch schon in der musikalischen Ausbildung gravierende Anzeichen von Belastungen. Studien zur Gesundheit im Musikstudium zeigten, dass bereits eine erhebliche Anzahl von Musikstudierenden unter gesundheitlichen Problemen leiden, die im Zusammenhang mit dem Musizieren stehen (Ginsborg et al., 2012; Guptill, Zaza & Paul, 2000; Spahn et al., 2002). Allerdings schwankten die Angaben von spielbezogenen Beeinträchtigungen bei Musikstudierenden stark und zeigten Prävalenzen zwischen 43%-88% (Guptill et al., 2000; Spahn et al., 2002).

Eine Studie bei 197 Musikstudierenden einer deutschen Musikhochschule stellte fest, dass bis zu 68% bereits Erfahrungen mit zurückliegenden spielbezogenen Beschwerden gemacht hatten (Spahn, Richter & Zschocke, 2002). Eine Untersuchung bei 98 Musikstudierenden in Malaysia zeigte bei 29% ein bestehendes und bei 46% ein früher erlebtes spielbezogenes Gesundheitsproblem (Lonsdale & Boon, 2016). Bereits zu Beginn des Musikstudiums wiesen von 247 Studierenden einer deutschen Musikhochschule bis zu 25% spielbezogene Probleme auf (Spahn, Strukely & Lehmann, 2004). Ebenso waren Probleme des psychischen Befindens (Ängstlichkeit) und des körperlichen Befindens (Anzahl Beschwerdesymptome) bei diesen Musikstudierenden gegenüber Studierenden anderer Studienrichtungen (n = 266 Medizin, n = 71 Psychologie und n = 71 Sport) deutlich ausgeprägter (ebd.). Insgesamt wird deutlich, dass Musikstudierende in ihrem Studium unter spezifischen Anforderungen stehen und mit relevanter Häufigkeit unter psychischen und körperlichen Beschwerden leiden.

Um herauszufinden, ob eine Ursache der Beschwerden mit einer mangelnden körperlichen Fitness der Studierenden verbunden ist, führte eine britische Studie an über 480 Musikstudierenden Untersuchungen zur Fitness durch (Araújo et al., 2020). Im Vergleich mit Personen im gleichen Alter zeigten die Musikstudierenden im Bereich der allgemeinen Fitness und der Körperfunktionalität keine Unterschiede. Dagegen waren die Musikstudierenden in bestimmten Aktivitäten, wie z.B. dem Liegestütz, deutlich schlechter. Insgesamt stufte die Studie die Musikstudierenden durchschnittlich im mittleren bis mäßigen Niveau allgemeiner gesundheitlicher Fitness ein.

Dies bestätigen auch Untersuchungen zum Gesundheitszustand von Musikstudierenden im Laufe des Studiums. In einer Studie der Arbeitsgruppe am Freiburger Institut für Musikermedizin, in welcher der gesundheitliche Verlauf von Musikstudierenden im Längsschnitt von Studienbeginn bis zum vierten Semester untersucht wurde, zeigte sich, dass insgesamt die gesundheitlichen Probleme im ersten Studienjahr leicht anstiegen (Zander, 2006; Zander et al., 2010). Auch Hildebrandt, Nübling und Candia (2012) fanden, dass Musikstudierende innerhalb des ersten Studienjahres erhöhte Werte im Bereich körperlicher und psychischer Erschöpfung und Lampenfieber aufwiesen.

In einer Längsschnittstudie bei Musikstudierenden von Studienbeginn bis zum Ende des Studiums zeigte sich in einer hierarchischen Clusteranalyse eine Aufteilung in drei Gruppen mit unterschiedlichen Merkmalen hinsichtlich der psychischen und körperlichen Gesundheit (Spahn et al., 2014). Eine Gruppe wies dabei durchweg niedrige und unauffällige Werte auf und wirkte gesund, während eine zweite Gruppe Beeinträchtigungen angab, die auch die Musikausübung betrafen. Die Musikstudierenden in der dritten Gruppe besaßen manifeste Beschwerden und nahmen deshalb größtenteils Medikamente ein. Die Ergebnisse zeigten, dass 64% der Studierenden im Verlauf von Beginn bis zum Ende ihres Studiums in derselben Gruppe blieben. Insbesondere zeigten die Ergebnisse, dass bei Studierenden, die seit Studienbeginn bereits gesundheitlich belastet waren, sich diese Probleme im Laufe des Studiums offensichtlich nur selten verbesserten.

Am Ende des Studiums zeigte eine Untersuchung zu studienbezogenen Verhaltens- und Erlebensmustern bei 70 Musikabsolvent*innen, dass 37% der Studierenden ein gesundheitsgefährdendes Verhalten aufwiesen (Nusseck & Spahn, 2013).

Um der Entwicklung von gesundheitsbezogenen Beschwerden bei Musikstudierenden entgegenzuwirken, konnten Maßnahmen zu gesundheitsförderndem Verhalten positive Einflüsse erzielen (López & Matinez, 2013; Spahn, 2006; Spahn, Walther & Nusseck, 2016; Zander et al., 2010). Die Inhalte dieser Maßnahmen umfassten die Bewusstmachung von Gesundheitsrisiken beim Musizieren und die Notwendigkeit der Ausübung von präventiven Aktivitäten wie z.B. Ausgleichssport, Körpermethoden (z.B. Alexander-Technik, Feldenkrais-Methode) und Entspannungsverfahren.

An der Hochschule für Musik Freiburg wurde eine Interventionsstudie zur Wirksamkeit eines präventiven Lehrangebotes im Fach Musikphysiologie und Musikermedizin durchgeführt (Zander, 2006; Zander et al., 2010). Musikstudierende wurden von Beginn des Studiums bis zum 4. Semester begleitet und befragt. Dabei erhielt eine Gruppe eine Intervention mit Themen zur Gesundheit und zum präventiven Verhalten im Rahmen eines Seminars, während eine weitere Gruppe dieses nicht besuchte. Insgesamt zeigte sich, dass bei allen Studierenden die gesundheitlichen Probleme während der ersten drei Semester leicht anstiegen, wobei diese in der Interventionsgruppe im Vergleich zur Kontrollgruppe signifikant geringer ausfielen, was als positiver Effekt des präventiven Lehrangebotes interpretiert werden kann.

Trotz der vorhandenen Studienergebnisse erscheinen weitere differenzierte Untersuchungen und Erkenntnisse zur Gesundheit von Musikstudierenden während des Studiums wünschenswert.

In Deutschland wurden an den Musikhochschulen in den letzten zwanzig Jahren zunehmend Lehrangebote im Fach Musikphysiologie & Musikermedizin eingeführt (Schuppert & Altenmüller, 2016). Die Inhalte dieser Lehrangebote sollten entsprechend der Empfehlungen der Deutschen Gesellschaft für Musikphysiologie & Musikermedizin (DGfMM) gemeinsame Basisthemen enthalten. Die Lehre im Fach Musikphysiologie & Musikermedizin sollte Körper- und Entspannungsmethoden sowie die Vermittlung von Wissen hinsichtlich gesunden Übens und des positiven Umgangs mit Lampenfieber umfassen. Derzeit bestehen aufgrund der unterschiedlichen strukturellen Ausstattung und personellen Besetzung im Fach Musikphysiologie & Musikermedizin zwischen den Musikhochschulen in Deutschland noch Unterschiede in der Angebotsbreite und -qualität.

Mit dem Ziel, übergeordnete Aussagen zum gesundheitlichen Befinden von Musikstudierenden treffen zu können, wurde im Rahmen des vorliegenden Netzwerks eine multizentrische Studie an fünf Musikhochschulen in Deutschland durchgeführt, in der Musikstudierende während des Studiums in jährlichen Abständen zu gesundheitsbezogenen Aspekten, zur Durchführung regelmäßiger präventiver Maßnahmen und zum Besuch von gesundheitsbezogenen Angeboten an ihrer Hochschule befragt wurden. Ziel der Studie war es, eine übergeordnete Erfassung der Gesundheit von Musikstudierenden während des Musikstudiums zu erreichen.

Material und Methoden

Durchführung

Im Rahmen der vorliegenden Studie wurden bundesweit Vertreterinnen und Vertreter der Hochschulen für Musik, an denen ein Lehrangebot im Fach Musikphysiologie & Musikermedizin besteht, angesprochen und zur Teilnahme an der Studie eingeladen. Teilnehmende Musikhochschulen waren schließlich die Hochschule für Musik und Darstellende Kunst Frankfurt am Main, die Hochschule für Musik und Theater »Felix Mendelssohn Bartholdy« Leipzig, die Musikhochschule Lübeck, die Hochschule für Musik und Theater München, sowie die Hochschule für Musik Freiburg. Die Studienkoordination und Datenauswertung erfolgte an der Hochschule für Musik Freiburg am Freiburger Institut für Musikermedizin.

Die Musikstudierenden der teilnehmenden Hochschulen wurden zu Beginn ihres Studiums hinsichtlich einer freiwilligen Teilnahme an der Studie angesprochen. In die Studie wurden ausschließlich Studierende der Bachelorstudiengänge Musik mit künstlerischem und/oder künstlerisch-pädagogischem Profil aufgenommen. Für die Durchführung der Studie lag ein positives Votum der Ethikkommission des Universitätsklinikums Freiburg vor.

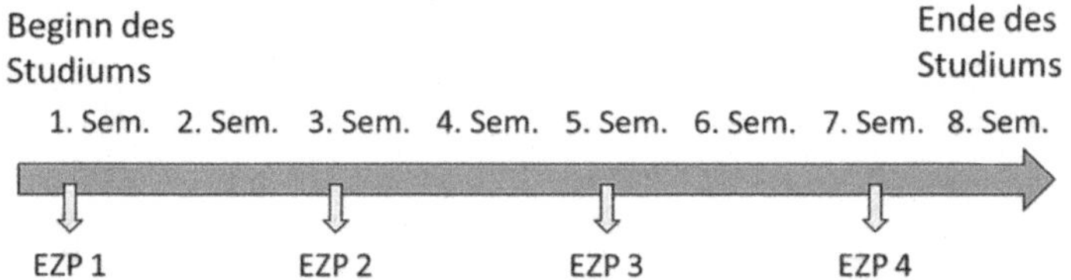

Abbildung 1: Die vier Erhebungszeitpunkte (EZP) im Laufe des Bachelorstudiengangs Musik

Die Teilnehmenden füllten an vier Erhebungszeitpunkten (EZP) ein Fragebogenpaket aus (Abbildung 1). Die erste Erhebung (EZP 1) fand zu Beginn des ersten Semesters im Bachelor Musik statt. Die Musikstudierenden wurden in der Auftaktveranstaltung im ersten Semester über die Studie informiert. In den Musikhochschulen in Freiburg, Lübeck und München wurde hier eine Papierversion des Fragebogens an die Studierenden verteilt und nach dem Ausfüllen wieder eingesammelt. In Leipzig und Frankfurt wurde ein Online-Fragebogen verwendet, der zeitnah an die Erstsemesterveranstaltung an die Studierenden versendet wurde.

Die anschließenden Befragungen fanden im jährlichen Abstand statt, d.h. die zweite Erhebung (EZP 2) wurde ein Jahr später zu Beginn des dritten Semesters, die dritte Erhebung (EZP 3) ein weiteres Jahr später zu Beginn des fünften Semesters und die letzte Erhebung (EZP 4) zu Beginn des siebten Semesters durchgeführt. Bei den Erhebungen 2,3 und 4 wurden an allen Musikhochschulen Online-Fragebögen verwendet. Der Link zu den Fragebögen wurde an die Studierenden der entsprechenden Semester per e-Mail versendet. Als Erhebungsplattform wurde SoSci Survey (https://www.soscisurvey.de/) verwendet.

Stichprobe

An der ersten Erhebung (EZP 1) nahmen n = 288 Musikstudierende teil. Bei einer Gesamtheit von ca. 450 Studienbeginner*innen an den teilnehmenden Musikhochschulen ergibt sich für die erste Erhebung eine Antwortrate von ca. 64%. Die Anzahl der Studienteilnehmenden an den fünf Musikhochschulen zu den vier Erhebungszeitpunkten ist in Tabelle 1 dargestellt.

	Frankfurt	Freiburg	Leipzig	Lübeck	München	Gesamt
EZP 1	19	111	31	64	63	**288**
EZP 2	12	46	24	21	39	**142**
EZP 3	9	28	7	17	14	**75**
EZP 4	5	19	5	9	16	**54**

Tabelle 1: Anzahl der Musikstudierenden in der Stichprobe aus den verschiedenen Musikhochschulen zu den vier Erhebungszeitpunkten (EZP)

Die Stichprobe der ersten Erhebung bestand zu 59,6% aus weiblichen und 40,4% aus männlichen Musikstudierenden. Die Geschlechterverteilung war zwischen den Musikhochschulen nicht signifikant unterschiedlich (Chi^2 = 4,045; p = 0,400). Das mittlere Alter betrug 20,4 Jahre (SD 2,6 Jahre) und zeigte ebenfalls keinen signifikanten Unterschied zwischen den Musikhochschulen (F(4,287) < 1,0). Die Teilnehmenden verteilten sich folgendermaßen auf die Instrumentengruppen: 33% Klavier, 21% Streicher, 17% Gesang, 14% Holzblasinstrumente, 8% Blechblasinstrumente, 4% Zupfinstrumente sowie 3% Schlagwerk. Es ist davon auszugehen, dass in der Gesamtstichprobe eine repräsentative Instrumentenverteilung, wie sie üblicherweise an

Musikhochschulen besteht, vorliegt. Die durchschnittliche Übezeit am Instrument betrug nach Angabe der Studierenden zum EZP1 bei Studienbeginn durchschnittlich 2,8 Stunden (SD 1,5 Std.) pro Tag.

An der zweiten Erhebung (EZP 2) zu Beginn des dritten Semesters nahmen insgesamt n = 142 Musikstudierende teil. Die Geschlechterverteilung unterschied sich in der zweiten Erhebung mit 57% weiblichen und 43% männlichen Studierenden nicht signifikant von der ersten Erhebung. Dies trifft gleichermaßen auf die Instrumentenverteilung und auf die angegebene tägliche Übezeit - zum EZP 2 betrug diese 2,7 Stunden (SD 1,4 Std.) - zu.

Beim dritten Erhebungszeitpunkt (EZP 3) zu Beginn des fünften Semesters lag die Beteiligung bei insgesamt n = 75 Studierenden (69% weiblich). Geschlechterverteilung und Instrumentenverteilung unterschieden sich nicht signifikant von den beiden vorangegangenen Erhebungen. Auch die angegebene durchschnittliche Übezeit von 2,6 Stunden pro Tag (SD 1,4 Std.) unterschied sich nicht signifikant zu derjenigen aus den vorangegangenen Erhebungen.

Bei der vierten und letzten Erhebung zu Beginn des siebten Semesters (EZP 4) füllten n = 54 Musikstudierende (59% weiblich) den Online-Fragebogen aus. Auch in dieser Stichprobe unterschieden sich Geschlechterverteilung, Instrumentenverteilung und die Übezeit pro Tag (2,7 Stunden; SD 1,3 Std.) nicht von den vorangegangenen Erhebungen.

Die Untersuchung war ursprünglich als Langzeitstudie konzipiert worden. Aufgrund der hohen Dropouts reduzierten sich die Stichprobenzahlen im Laufe der Erhebungszeitpunkte erheblich. Anhand des persönlichen Codes konnten n = 79 Fragebögen zwischen der ersten und zweiten Erhebung (EZP 1 + EZP 2) eindeutig einander zugeordnet werden. In der dritten Erhebung konnten n = 44 Personen mit Hilfe des Erkennungscodes denselben Personen aus der ersten Erhebung (EZP 1 + EZP 3) zugeordnet werden, nur n = 30 Personen hatten zuordenbare Fragebögen von allen drei Erhebungszeitpunkten (EZP 1-3). Aus der vierten Erhebung konnten n = 30 Fragebögen denselben Personen aus der ersten Erhebung (EZP 1 + EZP 4) zugeordnet werden. Insgesamt lagen nur von n = 14 Studierenden Fragebögen zu allen vier Erhebungen (EZP 1-4) vor. Aufgrund der Datenlage wurde weitgehend auf Längsschnittauswertungen verzichtet. Die Ergebnisse wurden vielmehr vorwiegend als deskriptive Querschnittsanalysen dargestellt; Interpretationen im Sinne eines „unechten Längsschnitts“ wurden als solche deutlich gemacht. In ausgewählten Fällen wurden Analysen zwischen verbundenen Stichproben durchgeführt. Aufgrund der insgesamt eingeschränkten Stichprobengrößen konnten Einzelanalysen hinsichtlich des Instruments, der

Hochschulzugehörigkeit und der Art der präventiven Maßnahmen nicht durchgeführt wurden.

Untersuchungsinstrumente

Es wurde ein Fragebogenpaket eingesetzt, welches aus verschiedenen standardisierten Fragebögen sowie zusätzlich formulierten Fragen bestand. Angaben zur Person wie Geschlecht, Alter und Hauptinstrument wurden in der ersten Erhebung (EZP 1) erfragt. In den anschließenden Erhebungen wurde nach Veränderungen und besonderen Ereignissen innerhalb des vorangegangenen Jahres gefragt. Die durchschnittliche Übezeit pro Tag am Instrument wurde zu jedem EZP erfasst.

In den Erhebungen EZP 2-4 wurde nach dem Besuch von Kursen zu gesundheitsorientierter Prävention an der Musikhochschule, welche im vorangegangenen Jahr seit der letzten Erhebung besucht wurden, gefragt. Bei dieser Frage standen verschiedene Kursthemen zur Wahl. Durch die Möglichkeit zu Mehrfachantworten konnte auch die Anzahl der Kurse erfasst werden, an denen die Studierenden teilgenommen hatten.

Epidemiologischer Fragebogen für Musikerinnen und Musiker (EPI)

Der EPI (Spahn et al., 2002) bezieht sich auf die spezifische Situation von Musizierenden und erfasst aktuelle Beschwerden sowie die Durchführung von präventiven Maßnahmen. Bei vorhandenen spielbezogenen Beschwerden werden zusätzlich ihre Dauer, die betroffenen Bereiche (körperlich, psychisch oder beides) und der Grad der Spielbeeinträchtigung durch die Beschwerden erfragt. Des Weiteren wird die Einnahme von Substanzen zur Reduktion von Beschwerden, d.h. die Einnahme von Schmerzmitteln, Beruhigungsmitteln, Beta-Blockern sowie von Alkohol und Psychopharmaka in Zusammenhang mit der Musikausübung erfasst.

Als präventive Aktivitäten wurde die Häufigkeit der Durchführung von allgemeinem Körpertraining (z.B. Ausdauersport, Joggen), von Entspannungsverfahren (z.B. Autogenes Training, Yoga, Meditation), von Körpermethoden (z.B. Alexander-Technik, Feldenkrais-Methode, Dispokinesis) und von psychohygienischen Maßnahmen (z.B. Selbsterfahrungsangebote, mentales Training, Supervision) in den Abstufungen „mehrmals in der Woche", „einmal in der Woche", „alle zwei Wochen", „einmal im Monat" und „nein" angegeben. Bei der Datenauswertung wurde zur Vereinfachung der Datenmenge eine dichotome Aufteilung vorgenommen. Eine regelmäßige Durchführung von präventiven Maßnahmen mindesten einmal pro Woche wurde als präventiv aktiv und seltenere Maßnahmen wurden als nicht präventiv aktiv gewertet.

Kieler änderungssensitive Symptomliste (KASSL)

Die psychische Gesundheit wurde über die Kieler änderungssensitive Symptomliste (KASSL; Zielke, 1979) ermittelt. Der Fragebogen besteht aus einer Liste mit 50 Symptomen und fragt, ob die angegebenen psychischen Symptome derzeit vorhanden sind. Die Liste bezieht sich auf Konzentrationsprobleme und Selbstvertrauen sowie auf emotionale und soziale Schwierigkeiten. Die Summe der angegebenen Symptome gibt den Grad des psychischen Unbehagens dar, d.h. je höher der Wert, so geringer die psychische Gesundheit. Der Mittelwert einer Population (n = 263) von Medizinstudierenden (Spahn, 2006) lag bei 5,56 (SD = 5,16).

Gießener Beschwerdebogen (GBB)

Die körperliche Gesundheit wurde anhand des Gießener Beschwerdebogens (GBB-24; Braehler & Scheer, 1995) untersucht. Der Fragebogen beinhaltet 24 Items über spezifische körperliche Symptome wie Müdigkeit, Erschöpfung, Rückenschmerzen, Herzbeschwerden, die auf einer 5-Punkte-Skala nach ihrem aktuellen Schweregrad bewertet werden (0: nicht vorhanden - 4: sehr stark vorhanden). Die Gesamtskala setzt sich aus der Summe aller Antworten zusammen und gibt den Grad der körperlichen Beschwerden an. Dieser liegt zwischen 0 und 96. Der Mittelwert einer Normstichprobe in der deutschen Bevölkerung im Alter zwischen 18 und 30 Jahren lag bei M = 11,51 (Braehler, Schumacher& Braehler, 2000).

Arbeitsbezogenes Verhaltens- und Erlebensmuster (AVEM)

Der AVEM (Schaarschmidt & Fischer, 1996, 2008) ist ein Fragebogen zur Identifizierung persönlichkeitsspezifischer Muster des Verhaltens und Erlebens im Umgang mit arbeitsbezogenen Anforderungen. Der Fragebogen enthält 11 Dimensionen, aus denen sich spezifische Verhaltensprofile bestimmen lassen, welche in vier Mustern des Verhaltens- und Erlebens zusammengefasst werden. Diese Muster sind als günstig oder riskant für die gesundheitliche Entwicklung einzustufen. Die Muster lassen sich wie folgt beschreiben:

- **Muster G** (Gesundheit): hohes arbeitsbezogenes Engagement und hohe Verausgabungsbereitschaft, positive Distanz und Widerstandsfähigkeit gegenüber Belastungen

- **Muster S** (Schonung/ Schutz): hohe Zufriedenheit und Ausgeglichenheit, hohe Distanzierungs- sowie Widerstandsfähigkeit, geringes Engagement und wenig Ehrgeiz
- **Risikomuster A** (Stressmuster A): Risiko der Selbstüberforderung; erhöhtes Engagement, geringe Distanzierungsfähigkeit und Ausgeglichenheit, hohe Resignationstendenz
- **Risikomuster B** (Burn-out-Muster B): Risiko von chronischem Erschöpfungserleben und Resignation; geringes Engagement, hohe Resignationstendenz, geringe Problembewältigung und geringe Lebenszufriedenheit

Nach Schaarschmidt und Kieschke (2007) tendieren Personen mit dem Risikomuster A dazu, sich zu stark zu verausgaben und schnell zu erschöpfen. Das Risikomuster B weist auf eine besondere Gefährdung für psychische Erschöpfung (Burn-out) und psychosomatische Symptombildung hin. Bei einer vorangegangenen Studie bei n = 58 Musikstudierenden im Bachelor mit künstlerischem und künstlerisch-pädagogischem Profil zeigte sich zu Beginn des Studiums ein hoher Anteil von ca. 50% im Risikomuster A, der zum Ende des Studiums auf 22% zurückging (Nusseck & Spahn, 2013). Bei Orchestermusikerinnen und -musikern (n = 238) befanden sich zusammengenommen knapp 60% in den Mustern G und S (Voltmer, Schauer, Schröder & Spahn, 2008).

In der vorliegenden Studie wurde die Kurzversion AVEM-44 mit 44 Fragen zu persönlichen Einstellungen und zum Verhalten im Zusammenhang mit arbeitsbezogenen Anforderungen zur Selbsteinschätzung auf einer fünfstufigen Antwortskala (von 1 = „trifft überhaupt nicht zu" bis 5 = „trifft völlig zu") verwendet. Der Arbeitsgegenstand wurde in dem Fragebogen auf die Musiziertätigkeit im Musikstudium bezogen.

Statistik

Die statistischen Analysen wurden mit SPSS 23 (SPSS Inc., Armonk, NY) durchgeführt. Unverbundene und verbundene Vergleichstests wurden entsprechend mit einer ANOVA oder einem t-Test bestimmt. Für nicht-parametrische Vergleiche wurden für unverbundene Stichproben der Chi^2-Test über Kreuztabellen und der Wilcoxon-Test bei verbundenen Stichproben angewendet. Die Signifikanzgrenze wurde bei p = 0,05 festgesetzt (zweiseitig getestet). Bei F-, t-, Chi^2- oder z-Werten unter 1,0 wurde auf die Nennung des Signifikanzniveaus verzichtet.

Ergebnisse

Gesundheitliches Befinden im Verlauf des Studiums

Die Beschwerden in Art und Ausmaß der Spielbeeinträchtigung zu den jeweiligen Erhebungszeitpunkten sind in Tabelle 2 dargestellt. Es fand sich in der ersten Erhebung zu Beginn des Studiums ein signifikanter Unterschied hinsichtlich spielbeeinträchtigender Beschwerden zwischen den Hochschulen ($Chi^2 = 12{,}086$; $p = 0{,}017$), wobei die wenigsten Studierenden in Lübeck und die meisten Studierenden in Frankfurt Beschwerden angaben. In den weiteren Erhebungen zeigten sich hinsichtlich der Beschwerdehäufigkeit keine signifikanten Unterschiede mehr zwischen den Musikhochschulen. Ebenso zeigten sich zu allen Messzeitpunkten keine geschlechtsspezifischen Unterschiede.

	EZP 1	EZP 2	EZP 3	EZP 4
Spielbeeinträchtigende Beschwerden	**29%** *(N=80)*	**42%** *(N=60)*	**36%** *(N=27)*	**32%** *(N=17)*
Prozent der Studierenden mit Beschwerden:				
Art der Beschwerden				
Körperliche Beschwerden	75%	64%	66%	65%
Psychische Beschwerden	14%	17%	7%	11%
Körperliche und psychische Beschwerden	11%	19%	27%	24%
Akute Beschwerden (bis mehrere Wochen)	38%	57%	42%	41%
Chronische Beschwerden (>= mehrere Monate)	62%	43%	58%	59%
Keine bis leichte Spieleinschränkungen	87%	82%	84%	82%
Erhebliche Spieleinschränkungen	13%	18%	16%	18%
Einnahme von Medikamenten	21%	14%	11%	23%

Tabelle 2: Prozent aller befragten Studierenden der Musikhochschulen Frankfurt, Freiburg, Leipzig, Lübeck, München (EZP 1: N=288, EZP 2: N=142, EZP 3: N=75, EZP 4: N=54) mit spielbeeinträchtigenden Beschwerden, sowie die prozentualen Anteile akuter und chronischer Beschwerden, Grad an Spieleinschränkung und Einnahme von Medikamenten bei den Studierenden mit Spielbeschwerden zu den Erhebungszeitpunkten (EZP 1-4)

Die Ergebnisse unverbundener Tests zeigten einen signifikanten Unterschied in der Anzahl der Beschwerden zwischen der ersten und der zweiten Erhebung ($Chi^2(422) = 7,678$; $p = 0,006$), zwischen den weiteren Erhebungen fanden sich keine signifikanten Unterschiede. Die Ergebnisse sind noch einmal grafisch in Abbildung 2 dargestellt.

Bei den Angaben zur Art der Beschwerden unterschied sich die Verteilung von körperlichen und psychischen Beschwerden nicht signifikant zwischen den vier Messzeitpunkten und zwischen den einzelnen Hochschulen.

Der Vergleich von aktuellen Spielbeschwerden zwischen Studienbeginn (EZP 1) und Studienende (EZP 4) bei denjenigen Studierenden der Stichprobe, von denen Daten aus beiden Erhebungen vorlagen (n = 30), zeigte, dass 57% (n = 17) weder bei EZP 1 noch bei EZP 4 Beschwerden angaben. Ca. 27% (n = 8) gaben keine Beschwerden bei EZP 1, jedoch Beschwerden bei EZP 4 an und ca. 6% (n = 2) gaben Beschwerden bei EZP 1, jedoch keine bei EZP 4 an. 10% (n = 3) nannten Beschwerden zu beiden Erhebungen.

Die Angaben zur Dauer der Beschwerden sind - unterteilt in akute Beschwerden (bis mehrere Wochen) und in chronische Beschwerden (mehrere Monate und länger) - ebenfalls in Tabelle 2 dargestellt. Die Anzahl akuter Beschwerden zwischen der ersten und zweiten Erhebung zeigte in einem unverbunden Test einen signifikanten Anstieg ($Chi^2(143) = 5,472$; $p = 0,019$). 50% der Studierenden, die bei EZP 1 ein akutes Problem angegeben hatten, gaben bei EZP 2 in der Folge chronische Beschwerden an. Von denjenigen, die bei EZP 1 ein chronisches Problem aufwiesen, hatten 58% auch bei EZP 2 chronische Beschwerden. Zwischen den Erhebungszeitpunkten 3 und 4 fanden sich keine signifikanten Unterschiede in der Anzahl akuter Beschwerden.

Die beschwerdebedingten Spieleinschränkungen wurden in zwei Gruppen - keine bis leichte Einschränkungen und erhebliche Einschränkungen (stark eingeschränkt bis hin zu Spielen nicht mehr möglich) zusammengefasst (Tabelle 2). Zu allen vier Erhebungszeitpunkten wurden mehr als 80% der Spielbeschwerden als wenig bis leicht beeinträchtigend eingestuft. Es zeigten sich keine signifikanten Unterschiede zwischen den Messzeitpunkten, den Hochschulen und hinsichtlich der Geschlechter.

Die Einnahme von Medikamenten im Zusammenhang mit spielbeeinträchtigenden Beschwerden ist in Tabelle 2 dichotom (ja/nein) zu den vier Messzeitpunkten angegeben. Es fanden sich keine signifikanten Unterschiede zwischen den vier Messzeitpunkten, den Hochschulen und hinsichtlich der Geschlechter.

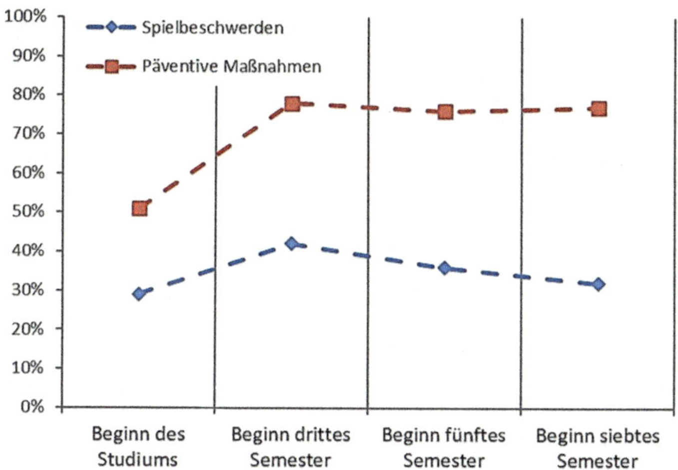

Abbildung 2: Graphische Darstellung der Häufigkeiten an spielbeeinträchtigenden Beschwerden und der Durchführung von präventiven Maßnahmen über die Erhebungszeitpunkte aus Tabelle 2 und 3

Prävention im Verlauf des Studiums

Bei den Angaben aktiver präventiver Maßnahmen (Tabelle 3) fand sich in der ersten Erhebung zu Beginn des Studiums ein signifikanter Unterschied zwischen den Hochschulen ($Chi^2 = 19{,}502$; $p = 0{,}001$) mit der niedrigsten Anzahl präventiver Maßnahmen in Freiburg und der höchsten Anzahl in München. Zu den anderen Erhebungszeitpunkten bestanden keine signifikanten Unterschiede zwischen den Musikhochschulen mehr. Ebenfalls fanden sich keine geschlechtsspezifischen signifikanten Unterschiede zu allen Erhebungszeitpunkten.

Die unverbundenen Tests zeigten signifikante Unterschiede in den Angaben an präventiven Maßnahmen mit einem Anstieg zwischen der ersten und allen weiteren Erhebungen (EZP 1+2: $Chi^2(423) = 28{,}113$; $p < 0{,}001$; EZP 1+3: $Chi^2(359) = 15{,}059$; $p < 0{,}001$; EZP 1+4: $Chi^2(338) = 12{,}986$; $p < 0{,}001$).

Zwischen der zweiten, dritten und vierten Erhebung veränderte sich die Anzahl der Maßnahmen nicht mehr signifikant. Die Angaben an präventiven Maßnahmen sind zusammen mit den Angaben zu den Beschwerden über die Erhebungszeitpunkte in Abbildung 2 dargestellt.

	EZP 1	EZP 2	EZP 3	EZP 4
Anzahl präventiv aktiver Studierender	**51%** *(N=145)*	**78%** *(N=107)*	**76%** *(N=56)*	**77%** *(N=41)*
Prozent dieser präventiv aktiven Studierenden:				
Allgemeines Körpertraining	86%	86%	91%	93%
Entspannungsverfahren	31%	42%	39%	39%
Körpermethoden	14%	16%	13%	13%
Psychohygiene	3%	10%	10%	27%
Kurse im Bereich Prävention im vorhergehenden Jahr:				
Körpertraining (Sport)		33%	33%	26%
Körperorientierte Ansätze		18%	23%	19%
Mentale und imaginative Techniken		6%	5%	11%
Umgang mit Lampenfieber und Auftrittsvorbereitung		11%	7%	13%
Gesunde Spielhaltung und -bewegung		8%	5%	6%
Hörphysiologie und Gehörschutz		3%	7%	7%
Stimmphysiologie		30%	16%	11%
Grundlagen der Musikphysiologie & Musikermedizin		16%	5%	11%
Musikpsychologische Themen		14%	4%	4%
Mindestens einen Kurs belegt		**67%**	**64%**	**57%**

Tabelle 3: Prozentuale Angaben zur Durchführung von präventiven Maßnahmen, zu den angegebenen Maßnahmen (Mehrfachnennungen möglich) und zu den besuchten Kursangeboten rückwirkend auf das vorherige Jahr über alle Hochschulen zu den Erhebungszeitpunkten (EZP) 1-4

Beim direkten Vergleich zwischen Studienbeginn (EZP 1) und Studienende (EZP 4) bei denjenigen Studierenden der Stichprobe, von denen Daten aus beiden Erhebungen (n = 30) vorlagen, übten 50% (n = 15) der Studierenden in beiden Erhebungen präventive Maßnahmen aus. 27% (n = 8) gaben bei EZP 1 keine, aber bei EZP 4 präventive Maßnahmen an. 6% (n = 2) machten bei EZP 1 Maßnahmen, aber nicht bei EZP 4. 17% (n = 5) nannten in beiden Erhebungen, dass sie keine Maßnahmen durchführten.

Unter den genannten präventiven Maßnahmen war *allgemeines Körpertraining* am häufigsten. Etwa ein Drittel der Studierenden gab zu allen Erhebungszeitpunkten an, regelmäßig Entspannungsverfahren durchzuführen. Körpermethoden wie Alexander-Technik und die Feldenkrais-Methode wurden durchgehend von durchschnittlich 15% der Studierenden angewendet. Psychohygienische Maßnahmen wurden von den Studierenden im Laufe des Studiums zunehmend angegeben; während hier zu Beginn des Studiums nur 3% Aktivitäten angaben, stieg die Anzahl der Aktiven auf 27% im letzten Studienjahr an.

Zum ersten Erhebungszeitpunkt bei Studienbeginn zeigte sich ein signifikanter Unterschied hinsichtlich präventiver Maßnahmen zwischen den Studierenden mit und ohne Spielbeschwerden ($Chi^2(285) = 23,615; p < 0,001$). Von den Studierenden, die keine Beschwerden angegeben hatten, gaben 41% präventive Maßnahmen an. Bei denjenigen mit Spielbeschwerden waren es 73 %. Auch zum EZP 2 war diese Verteilung weiterhin signifikant unterschiedlich ($Chi^2(134) = 4,822; p = 0,028$). Dabei stieg jedoch bei den Studierenden, die keine Beschwerden hatten, die Anzahl an präventiven Maßnahmen auf 84% an und sank bei denjenigen mit Beschwerden auf 68% ab. In der dritten Erhebung war die Verteilung nicht mehr signifikant unterschiedlich: 70% der Studierenden ohne Beschwerden und 85% der Studierenden mit Beschwerden gaben präventive Maßnahmen an. Ebenso lag kein signifikanter Unterschied in der vierten Erhebung vor: bei den Studierenden mit als auch ohne Beschwerden gaben 77% an, präventive Maßnahmen durchzuführen.

Bei den Angaben, welche gesundheitsbezogenen Kurse im Laufe des vorangegangenen Jahres besucht worden waren, gaben in der zweiten Erhebung 67%, in der dritten Erhebung 64% und in der vierten Erhebung 57% der Studierenden an, mindestens einen Kurs absolviert zu haben (Tabelle 3). Von diesen hatte jeweils ein bestimmter Prozentsatz an Studierenden zwei und mehr Angebote besucht: in der zweiten Erhebung waren dies 64%, in der dritten Erhebung 46% und in der vierten Erhebung 32%.

Die präventiven Lehrangebote, die von den Studierenden aus dem Angebot ihrer Hochschule belegt worden waren, sind in Tabelle 3 aufgelistet. Am häufigsten wurden Kurse zu Körpertraining (Sport) besucht. Insgesamt haben über alle Erhebungen 96% der Studierenden mindestens an einem präventiv orientierten Lehrangebot teilgenommen. Diesbezüglich zeigte sich kein signifikanter Unterschied zwischen den Musikhochschulen und hinsichtlich des Geschlechts.

Psychische und körperliche Gesundheit

In Abbildung 3 sind die Mittelwerte zum psychischen und körperlichen Befinden über die Erhebungszeitpunkte dargestellt. Die psychischen Beschwerden lagen bei Studienbeginn auf einem durchschnittlichen Niveau, das in etwa dem Mittelwert bei Medizinstudierenden entsprach (Spahn, 2006). Im zweiten Studienjahr stieg der Wert signifikant sprunghaft auf fast das Doppelte ($t(365) = 6{,}9$; $p < 0{,}001$) an und blieb für die restlichen Messungen auf dieser Höhe. Dies weist deutlich auf eine psychische Belastung im ersten Studienjahr hin, die über das weitere Studium hinweg bestehen zu bleiben scheint.

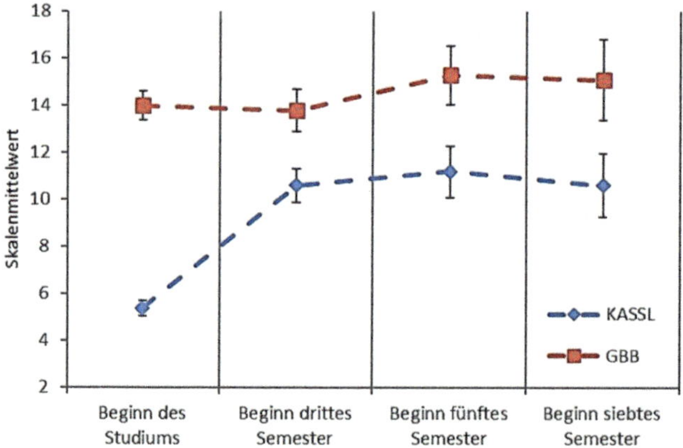

Abbildung 3: Mittelwerte der Angaben psychischer (KASSL) und körperlicher (GBB) Beschwerden zu den jeweiligen Erhebungszeitpunkten (Fehlerbalken zeigen den Standardfehler des Mittelwerts)

Bei den Mittelwerten der körperlichen Gesundheit fanden sich keine signifikanten Unterschiede zwischen den Messzeitpunkten. Allerdings lagen zu allen Zeitpunkten die Durchschnittswerte signifikant über den der gleichaltrigen Allgemeinbevölkerung ($p < 0{,}022$). Dies zeigt eine generelle höhere körperliche Belastung bei den Musikstudierenden, die sich über das gesamte Studium erstreckt.

Studienbezogene Verhaltens- und Erlebensmuster im Verlauf des Studiums

Die Musterverteilungen nach dem AVEM-Fragebogen sind in der Gesamtstichprobe zu den vier Messzeitpunkten in Abbildung 4 dargestellt. Es handelt sich um unverbundene Stichproben. Auf eine Analyse der Stichproben einzelner Hochschulen wurde wegen der niedrigen Stichprobengrößen und der damit verbundenen kleinen Untergruppen verzichtet. Die Musterverteilung zeigte lediglich zwischen der ersten und der vierten Erhebung ($Chi^2(289) = 8{,}410$; $p = 0{,}038$) einen signifikanten Unterschied.

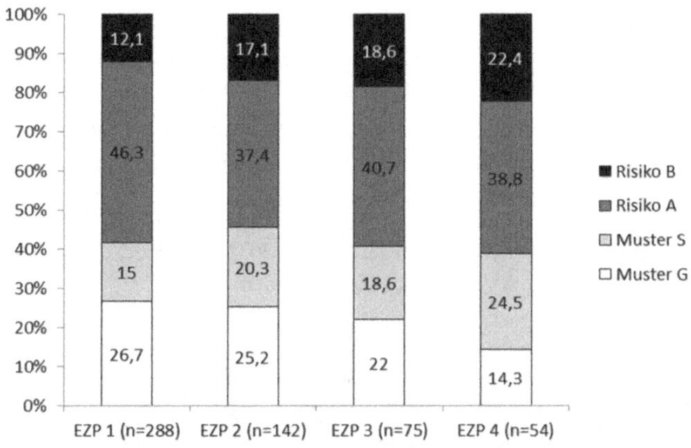

Abbildung 4: Prozentuale Verteilungen auf die AVEM-Mustertypen der jeweiligen Stichprobe zu den vier Erhebungszeitpunkten (EZP)

Bei denjenigen Studierenden der Stichprobe, von denen zu Beginn und am Ende des Studiums AVEM Daten vorlagen (n = 27), konnte ein direkter Vergleich zwischen der ersten und vierten Erhebung durchgeführt werden. Es zeigte sich, dass ca. 52% (n = 14) in demselben Muster blieben. Dabei waren sechs Studierende in den gesunden Mustern (G und S) und acht Studierende in den Risikomustern (A und B). Vier Studierende wechselten von den gesunden Mustern G und S in das Risikomuster A und drei Studierende vom Muster S in das Risikomuster B. Eine Person wechselte vom Risikomuster A ins Risikomuster B. Hingegen wechselten drei Personen vom Risikomuster A in die gesunden Muster G und S. Zwei Studierende wechselten vom Muster G in das Muster S.

Im Gegensatz zu den Ergebnissen von Schaarschmidt & Fischer (2008) fand sich zu keinem Erhebungszeitpunkt ein signifikanter Unterschied in der Verteilung auf die AVEM-Typen zwischen weiblichen und männlichen Studierenden. Nur zum EZP 1 fand sich ein Unterschied in den Mustern G und S von 49% bei den männlichen zu 37% bei den weiblichen Studierenden, der knapp oberhalb der Signifikanzgrenze lag ($Chi^2(239) = 6{,}725$; $p = 0{,}081$).

Beim Einzelvergleich der AVEM-Mustertypen hinsichtlich der Angabe von Spielbeschwerden fanden sich signifikante Verteilungsunterschiede zwischen den Studierenden mit und denjenigen ohne Beschwerden (Abbildung 5). In der ersten Erhebung war die Gesamtanzahl der gesunden Muster G und S signifikant höher bei den Studierenden ohne Beschwerden gegenüber denjenigen mit Beschwerden ($Chi^2(240) = 12{,}817$; $p = 0{,}005$). Bei der zweiten Erhebung lag die Anzahl in Muster G und S bei denjenigen ohne Beschwerden zwar höher als bei denjenigen mit Beschwerden, allerdings war der Unterschied nicht mehr signifikant. In der dritten Erhebung zeigte sich erneut ein signifikanter Verteilungsunterschied ($Chi^2(59) = 16{,}135$; $p = 0{,}001$). Auch in der vierten Erhebung lag die Gesamtanzahl an Muster G und S höher bei den Studierenden ohne Beschwerden gegenüber denjenigen mit Beschwerden, allerdings oberhalb der Signifikanzgrenze.

Die Angaben zur aktiven Betätigung von präventiven Maßnahmen zeigten in den Musterverteilungen des AVEM in keiner Erhebung einen signifikanten Unterschied.

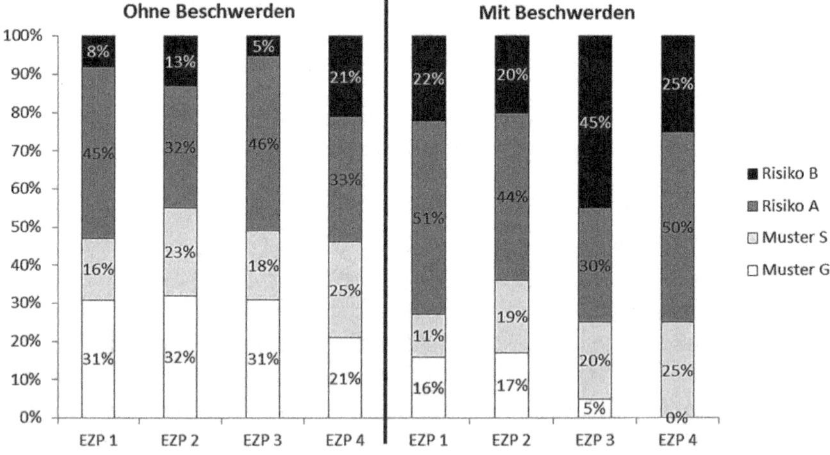

Abbildung 5: Prozentuale Verteilungen der AVEM-Mustertypen links bei Studierenden ohne Beschwerden und rechts bei Studierenden mit spieleinschränkenden Beschwerden zu den vier Erhebungszeitpunkten (EZP)

Diskussion

In der vorliegenden multizentrischen Studie wurde das gesundheitliche Befinden bei Musikstudierenden von fünf Musikhochschulen zu verschiedenen Zeitpunkten des Musikstudiums im Bachelor Musik erhoben. Insgesamt bestanden hinsichtlich der Ergebnisse zwischen den einzelnen Musikhochschulen nur geringe und punktuelle Unterschiede.

Beschwerden

Bei Studienbeginn gab durchschnittlich bereits ein Drittel der Studierenden spielbeeinträchtigende gesundheitliche Beschwerden an. Dieses Ergebnis steht im Einklang mit den Ergebnissen anderer Studien (Lonsdale & Boon, 2016; Spahn et al., 2004). Fast zwei Drittel der Studierenden mit spielbeeinträchtigenden Beschwerden beginnen das Musikstudium bereits mit chronischen Beschwerden. Dieses Ergebnis bestätigt erneut die Notwendigkeit einer musikphysiologisch orientierten Instrumentalpädagogik bereits vor Aufnahme des Musikstudiums mit dem Ziel, gesundes Musizieren von Beginn an zu vermitteln.

Zu Beginn des zweiten Studienjahres stieg die Angabe von Spielbeschwerden von 29% der Studierenden auf 42% an, wobei hier der Anteil akuter Beschwerden zunahm. Dies weist daraufhin, dass gerade im ersten Studienjahr Maßnahmen wichtig sind, um einer Erstmanifestation und Chronifizierung von Beschwerden vorzubeugen (Zander, 2006; Zander et al., 2010). Dass dies bisher nicht ausreichend gelingt, legen die Ergebnisse der Folgeerhebungen nahe. Insgesamt gingen zwar die Beschwerden zu Beginn des dritten und vierten Studienjahres auf etwa ein Drittel zurück, gleichzeitig stieg aber die Anzahl chronischer Beschwerden gegenüber den akuten Beschwerden leicht an.

Eine erhöhte Belastungsrate im ersten Studienjahr fand sich bereits in anderen Studien (Hildebrandt et al., 2012; Zander et al., 2010). Der Anstieg der Spielbeschwerden innerhalb des ersten Studienjahres wird im Zusammenhang damit diskutiert, dass Spiel- und Übezeiten stark ansteigen, und die Studierenden durch die Neuorientierung im Studium und am oftmals neuen Wohnort besonders in Anspruch genommen sind (vgl. Mornell et al., in diesem Band).

Die Angaben zu den Beschwerdebereichen zeigen zu allen Erhebungszeitpunkten vorwiegend körperliche Belastungen. Es ist allerdings zu erkennen, dass sich die Anzahl derer, die ihre Beschwerden als körperlich und psychisch angegeben hatten, im Laufe des Studiums leicht erhöhte. Die Angaben psychischer Belastungen nahmen im Verlauf des Studiums parallel zu den körperlichen Beschwerden zu. Mögliche Wechselwirkungen zwischen den Beschwerdebereichen müssten in weiterführenden Studien genauer untersucht werden.

Präventive Maßnahmen

Seit dem zweiten Studienjahr nahm die Anzahl der Studierenden, die präventive Maßnahmen durchführten, zu. Bei der Aufschlüsselung der durchgeführten Maßnahmen zeigte sich, dass insbesondere die Durchführung von allgemeinem Körpertraining im Studienverlauf stetig anstieg, während die Durchführung von Entspannungsverfahren und Körpermethoden in ihrer Häufigkeit im Verlauf des Studiums gleichblieb. Einen erheblichen Zuwachs erfuhr die Kategorie psychohygienische Maßnahmen. Dieser geht einher mit einer zunehmenden psychischen Belastung, welche sich auch im Anstieg der Risikomuster in den Ergebnissen des AVEM abbildete.

Zu Beginn des Musikstudiums führten fast drei Viertel der Studierenden, die spielbeeinträchtigende Beschwerden angaben, Maßnahmen durch, die sie als präventiv einordneten. Diese Anzahl war zu Beginn des zweiten Studienjahrs etwas niedriger, allerdings hatte sich die Häufigkeit präventiver Maßnahmen bei den Studierenden ohne Beschwerden nahezu verdoppelt. Dies ist als ein sehr positives Ergebnis zu werten und weist darauf hin, dass sich Studierende innerhalb des ersten Studienjahres mit Prävention auseinandergesetzt haben. Insbesondere die Tatsache, dass Studierende ohne Beschwerden prophylaktische Maßnahmen durchführten, spricht dafür, dass es sich hier weniger um kuratives, sondern eher um präventives Verhalten handelt.

Inhaltlich stand bei der Durchführung von präventiven Maßnahmen das Thema allgemeines Körpertraining im Vordergrund. Hierbei wurden allerdings sowohl die Inanspruchnahme hochschulinterner präventiver Lehrangebote als auch selbstbestimmte Maßnahmen außerhalb der Musikhochschule erfasst. Zu berücksichtigen ist ebenfalls, dass sich die Lehrangebote zwischen den Hochschulen zum Teil stark unterscheiden. Eine Aufteilung der Stichprobe nach Beteiligung an einzelnen Kursangeboten würde die Fallzahlen erheblich reduzieren, sodass diese detaillierte Analyse nicht möglich war. Im Gesamtüberblick über die an der Studie beteiligten fünf Musikhochschulen zeigte sich als erfreuliches Gesamtergebnis, dass bis zum Ende des Studiums 96% der Musikstudierenden in der multizentrischen Gesamtstichprobe mindestens ein präventives Lehrangebot ihrer Hochschule besucht hatten. Da allerdings auch die Anzahl an spielbeeinträchtigenden Beschwerden im Laufe des Studiums angestiegen war, bleibt die tatsächliche Wirkung einzelner Präventionsangebote unklar. Dass solche Angebote eine eindeutige positive Wirkung besitzen, konnte in anderen Studien für den Bereich allgemeiner Gesundheitsaspekte (Spahn, 2006; Zander, 2006; Zander et al., 2010) und den Umgang mit Lampenfieber (Spahn et al., 2016) gezeigt werden. Für eine genauere Betrachtung der Wirksamkeit von speziellen Angeboten müssten weitere Interventionsstudien durchgeführt werden, in denen insbesondere die Umsetzung des präventiven Verhaltens im Musizieralltag im Mittelpunkt stehen könnte.

Psychische und körperliche Gesundheit

Die psychische Gesundheit nahm bei den Musikstudierenden sprunghaft innerhalb des ersten Studienjahres ab. Dies könnte mit der neuen und möglicherweise belastenden Situation des Musikstudiums zusammenhängen. Um herauszufinden, welche Einflussfaktoren gerade im ersten Studienjahr auf die Studierenden einwirken, wäre eine genauere Untersuchung dieser Phase notwendig. Mit Hilfe einer qualitativen Befragung der Studierenden hinsichtlich der Anforderungen und Belastungen im ersten Studienjahr konnten erste Eindrücke zu diesen Faktoren gesammelt werden (siehe Mornell et al., in diesem Band).

Die körperliche Gesundheit hingegen blieb über das Studium gleich, lag aber zu jedem Zeitpunkt über der durchschnittlichen Gesundheit bei Gleichaltrigen. Dies könnte mit einem eher moderaten Fitness-Level der Musikstudierenden zusammenhängen, das für Musikstudierende bereits in anderen Studien nachgewiesen wurde (Araújo et al., 2020). Auch hier wäre eine genauere Untersuchung von Einflussfaktoren und Ausgangsbedingungen notwendig.

Einstellung zum Studium – studienbezogene Verhaltens- und Erlebensmuster

Bei den Mustertypen der Erlebens- und Verhaltensmuster zum Studium wurde im Mittel über alle Studierenden im Verlauf des Studiums ein langsamer und stetiger Anstieg der prozentualen Anteile des Risikomusters B bei gleichzeitiger Reduzierung des gesunden Musters G deutlich. Dies geht einher mit der parallelen Erhöhung der Angabe psychischer Beschwerden.

Die Studierenden zeigten zudem bei Studienbeginn zu 46% Prozent das Risikomuster A, was auf hohes Engagement und eine starke Verausgabungsbereitschaft schließen lässt. Der Mustertyp A bleibt über das gesamte Studium das am häufigsten vertretene Muster. Bei Studierenden anderer Studiengänge, wie z.B. Medizinstudierenden (Voltmer, Kötter & Westermann, 2016) oder des Lehramtsstudiums (Rothland, 2011; Schaarschmidt & Fischer, 2008), fanden sich im Vergleich hierzu höhere Anteile im Mustertyp S. Während sich in anderen Studiengängen eine Distanzierung und ein Rückgang des Engagements im Laufe des Studiums einstellten, blieb bei den Musikstudierenden unserer Stichprobe über das Studium hinweg das Muster A mit hoher Verausgabungsbereitschaft als häufigstes Muster erhalten.

Zu allen Erhebungszeitpunkten zeigte sich beim Vergleich zwischen den Studierenden mit und ohne Beschwerden ein um durchschnittlich 20% höherer Anteil an Risikomustern (Risikomuster A und B) bei den Studierenden mit Beschwerden. Dies bestätigt die von Schaarschmidt und Fischer (2008) aufgezeigten höheren Anteile in beiden Risikomustern bei Personen, die psychische oder körperliche Beschwerden angegeben hatten. Darüber hinaus zeigten die Autoren auch einen deutlich höheren Anteil in den Mustern G und S bei denjenigen, die Erholungsverhalten und Gesundheitsvorsorge betrieben. Dieser Effekt konnte bei den Musikstudierenden, die präventive Maßnahmen durchführten, in unserer Studie allerdings nicht nachgewiesen werden.

Die Vergleiche der Verteilungsmuster im AVEM zwischen den Musikhochschulen zeigten keine eindeutigen Ergebnisse. Auch hier waren die Fallzahlen letztendlich zu gering für genauere Analysen.

Limitierungen

Die Limitierung der Studienergebnisse liegt darin, dass aufgrund der starken Dropout-Rate die Stichprobe für eine längsschnittliche Betrachtung zu klein war. Ein weiterer Aspekt ist die Frage, inwieweit ein Dropout von denjenigen, die mit den Belastungen nicht zurechtgekommen sind und dadurch vorzeitig das Studium beendeten, zu einem verzerrten Bild in den späteren Erhebungen führte. Hierzu könnten gezielte systematische Dropout-Analysen Aufschluss geben.

Schlussfolgerung

Die Ergebnisse der multizentrischen Studie liefern wichtige Erkenntnisse zu gesundheitlichen Aspekten der Studierenden im Musikstudium (Bachelor Musik). Die größten Veränderungen fanden sich im ersten Studienjahr. Hier stieg die Anzahl an spielbeeinträchtigenden Beschwerden erheblich an, gleichermaßen erhöhte sich auch die Häufigkeit präventiver Maßnahmen bei den Studierenden. Im dritten Studienjahr reduzierten sich die Spielbeschwerden nur unwesentlich trotz weiter zunehmender präventiver Aktivität und einer hohen Anzahl an Studierenden, die gesundheitsbezogene Kurse besuchten. Nahezu alle Studierenden hatten mindestens ein präventives Lehrangebot an ihrer Musikhochschule im Laufe ihres Studiums wahrgenommen.

Der gewünschte Zusammenhang, dass präventive Aktivitäten der Studierenden Spielbeschwerden stärker vorbeugen und diese reduzieren könnten, ließ sich im Rahmen unserer Beobachtungsstudie nicht nachweisen. Dies könnte die Vermutung nahelegen, dass die Einbindung präventiver Maßnahmen in die alltägliche Übe- und Spielpraxis sowie in den Hauptfachunterricht noch nicht ausreichend umgesetzt ist, um langfristig die Entwicklung von Spielbeschwerden zu reduzieren. Besonders im ersten Studienjahr sollten hierfür grundlegende Kompetenzen bei den Studierenden ausgebildet werden.

Literatur

Araújo, L. S., Wasley, D., Redding, E., Atkins, L., Perkins, R., Ginsborg, J. et al. (2020). Fit to Perform: A Profile of Higher Education Music Students' Physical Fitness. Frontiers in Psychology, 11, 298. https://doi.org/10.3389/fpsyg.2020.00298

Ascenso, S., McCormick, J. & Perkins, R. (2019). Leadership in the Transition from Music Student to Professional Musician: The Civic Orchestra of Chi-cago Fellowship. Leadership of Pedagogy and Curriculum in Higher Music Education. New York: Routledge. Verfügbar unter: https://doi.org/10.4324/9780429022418

Bernatzky, G., & Kreutz, G. (2015). Musik und Medizin. Chancen für Therapie, Prävention und Bildung, Springer, Wien.

Braehler, E., & Scheer, J. W. (1995). Der Gießener Beschwerdebogen GBB. Bern, Switzerland: Huber.

Braehler, E., Schumacher, J., & Braehler, C. (2000). Erste gesamtdeutsche Normierung der Kurzform des Gießener Beschwerdebogens GBB-24. Psychotherapie Psychosomatik Medizinische Psychologie, 50(1), 14–21.

Ginsborg, J., Spahn, C., & Williamon, A. (2012). Health promotion in higher music education. In: MacDonald, R.A.R., Kreutz, G., & Mitchell, L. (Hrsg.). Music, Health, and Wellbeing, 356-366, University Press, Oxford.

Guptill, C. (2012). Injured Professional Musicians and the Complex Relation-ship between Occupation and Health. Journal of Occupational Science, 19(3), 258–270. https://doi.org/10.1080/14427591.2012.670901

Guptill, C., Zaza, C. & Paul, S. (2000). An Occupational Study of Physical Playing-related Injuries in College Music Students. Medical Problems of Performing Artists, 15(2), 86–90. https://doi.org/10.21091/mppa.2000.2018

Hildebrandt, H., Nübling, M., & Candia, V. (2012). Increment of fatigue, depression, and stage fright during the first year of high-level education in music students. Med Probl Perform Art, 27(1), 43–48.

Kreutz, G., Ginsborg, J., & Williamon, A. (2008). Music Students' Health Problems and Health-promoting Behaviours. Med Probl Perform Art, 23(1), 3–11.

Lonsdale, K., & Boon, O.K. (2016). Playing-Related Health Problems Among Instrumental Music Students at a University in Malaysia. Med Probl Perform Art, 31(3), 151–159.

López, T.M., & Martínez, J.F. (2013). Strategies to promote health and prevent musculoskeletal injuries in students from the High Conservatory of Music of Salamanca, Spain. Med Probl Perform Art, 28(2), 100–106.

MacDonald, R.A.R., Kreutz, G., & Mitchell, L. (2012). Music, Health, and Wellbeing, University Press., Oxford.

Nusseck, M., & Spahn, C. (2013). Vergleich der studienbezogenen Verhaltens- und Erlebensmuster bei Musikstudierenden des künstlerischen Hauptfaches und der Schulmusik. Musikphysiologie & Musikermedizin, 20(3), 117–125.

Rothland, M. (2011). Risikomerkmale von Lehramtsstudierenden. Zeitschrift für Bildungsforschung, 1, 179–197.

Schaarschmidt, U., & Fischer, A.W. (1996). AVEM – Arbeitsbezogenes Verhaltens- und Erlebensmuster. Pearson, Frankfurt.

Schaarschmidt, U., & Fischer, A.W. (2008). AVEM – Arbeitsbezogenes Verhaltens- und Erlebensmuster. Pearson, Frankfurt, 3. Auflage.

Schaarschmidt, U., & Kischke, U. (2007). Gerüstet für den Schulalltag. Beltz, Weinheim, Basel.

Schuppert, M., & Altenmüller, E. (2016). Musikermedizin in Deutschland: eine Standortbestimmung. Musikphysiologie & Musikermedizin, 23(3), 109–124.

Spahn, C. (2006). Gesundheit für Musiker – Entwicklung des Freiburger Präventionsmodells. Schriftenreihe des Freiburger Instituts für Musikermedizin (Hrsg. Spahn, C.) Freiburger Beiträge zur Musikermedizin, Projektverlag, Freiburg, Bochum, Band 1

Spahn, C. (2015). Musikergesundheit in der Praxis. Grundlagen, Prävention, Übungen. Henschel, Leipzig.

Spahn, C., Nusseck, M., & Zander, M. (2014). Long-term analysis of health status and preventive behavior in music students across an entire university program. Med Probl Perform Art, 29, 8-15.

Spahn, C., Richter, B., & Altenmüller, E. (2011). MusikerMedizin. Diagnostik, Therapie und Prävention von musikerspezifischen Erkrankungen, Schattauer, Stuttgart.

Spahn, C., Richter, B., & Zschocke, I. (2002). Health attitudes, preventive behavior, and playing-related health problems among music students. Med Probl Perform Art, 17, 22–28.

Spahn, C., Strukely, S., & Lehmann, A. (2004). Health Conditions, Attitudes toward Study, and Attitudes toward Health at the Beginning of University Study: Music Students in Comparison with Other Student Populations. Med Probl Perform Art, 19, 26–33.

Spahn, C., Walther, J.C., & Nusseck, M. (2016). The effectiveness of a multimodal concept of audition training for music students in coping with music performance anxiety. Psychol Music, 44, 893–909.

Voltmer, E., Kötter, T., & Westermann, J. (2016). Gesund durchs Medizinstudium. Deutsches Ärzteblatt, 112(35-36), 1414–1415.

Voltmer, E., Schauer, I., Schröder, H., & Spahn, C. (2008). Musicians and Physicians – A Comparison of Psychosocial Strain Patterns and Resources. Med Probl Perform Art, 23, 164–168.

Williamon, A., & Thompson, S. (2006). Awareness and incidence of health problems among conservatoire students. Psychol Music, 34(4), 411–430.

Zander, M. (2006). Musiker zwischen Gesundheit und Krankheit – Evaluation des Freiburger Präventionsmodells. Schriftenreihe des Freiburger Instituts für Musikermedizin (Hrsg. Spahn, C.) Freiburger Beiträge zur Musikermedizin, Projektverlag, Freiburg, Bochum, Band 2.

Zander, M., Voltmer, E., & Spahn, C. (2010). Health promotion and prevention in higher music education. Med Probl Perform Art, 25, 54–65.

Zielke, M. (1979). KASSL: Kieler Änderungssensitive Symptomliste. Weinheim, Germany: Beltz.

„Wenn Träume Schmerzen verursachen“

Erklärungsversuche für die Zunahme von Beschwerden bei Musikstudierenden während des ersten Studienjahres

Adina Mornell, Lilian Peters, Jutta Drinda

Der Traum ist wahr geworden. Nach jahrelanger Vorbereitung und dem Bestehen der Eignungsprüfung wird eine Bewerberin/ein Bewerber an der Musikhochschule angenommen. Doch für einige sieht die Realität gleich zu Studienbeginn alles andere als traumhaft aus: Das erste Jahr ist von Veränderungen geprägt – zum Teil auch von unerwarteten und großen Herausforderungen. Letztere können sogar körperlichen und seelischen Schmerz verursachen und zum Erleben von Einsamkeit führen. Im hier vorliegenden Buchbeitrag unternehmen die Autorinnen und Autoren den Versuch, Hypothesen und Erfahrungen zu formulieren, welche die quantitativen Ergebnisse der Multizenterstudie im Netzwerk (vgl. Nusseck et al. in diesem Band; Nusseck et al. 2017; Spahn et al., 2017) näher beleuchten. Der vorliegende Beitrag untersucht ein durch die Studie aufgezeigtes Phänomen: einen Anstieg der berichteten körperlichen und psychologischen Symptome von 30% beim Eintritt des Studiums im Herbst auf 60% am Ende des ersten Studienjahres im darauffolgenden Sommer. Um diese Ergebnisse genauer einordnen zu können, werden in diesem Kapitel psychologische Erklärungen sowie weitere mögliche Einflussfaktoren dargestellt. Hieraus werden Hinweise zu Präventionsmöglichkeiten und zu möglichen Bewältigungsstrategien präsentiert.

Das gesamte Kapitel ist in zwei Teile gegliedert: **Teil 1** „Stressoren im ersten Studienjahr: Alles ist neu“ bietet einen ersten Blick auf das psychologisch-wissenschaftlich Konzept der *Stressoren*. Hier werden die Lebenserfahrungen von Studierenden im ersten Semester im Hinblick auf die besonderen Belastungen des Studienbeginns im Musikstudium reflektiert und eine Möglichkeit der Erfassung und Kategorisierung der Belastungen vorgestellt. **Teil 2** „Institution Musikhochschule und strukturelle Einflüsse“ widmet sich der Infrastruktur der Musikhochschulen im Kontext ihrer Regeln und Vorschriften.

Hier wird auf Einflüsse wie Kursbelastung, Prüfungen sowie auf die Verfügbarkeit und Qualität von Überäumen eingegangen. Im abschließenden **Fazit** werden einige Vorschläge gemacht, wie die in diesem Kapitel beschriebenen Probleme angegangen und möglicherweise gemildert werden können.

1. Stressoren im ersten Studienjahr: „Alles ist neu"

In diesem Kapitel geht es um die Veränderungen in den verschiedenen Lebensbereichen, die mit dem Beginn eines Hochschulstudiums verbunden sind. Der herausfordernde und möglicherweise belastende Charakter dieser Veränderungen wird anhand der psychologischen Konzepte der sogenannten Entwicklungsaufgaben und der Stressoren wissenschaftlich eingeordnet. Die Auswirkungen typischer Stressoren zu Studienbeginn werden in ihrer Ausprägung und Gewichtung näher betrachtet. Danach werden zuerst Veränderungen und Herausforderungen, denen sich alle Studienanfänger*innen stellen müssen, ausführlich beschrieben. Anschließend werden die spezifischen Stressoren am Beginn eines Musikstudiums thematisiert und hieraus mögliche Schlüsse gezogen.

1.1 Entwicklungsaufgaben zu Beginn eines Hochschulstudiums

Mit der Aufnahme eines Studiums beginnt ein völlig neuer Lebensabschnitt, in dem sich in sämtlichen Lebensbereichen einschneidende Veränderungen und Neuerungen ergeben. Diese sind in der Übergangssituation zwischen zwei Lebensphasen oft umfassender und von größerer Ausprägung als es innerhalb einer Lebensphase der Fall ist. Ein Beispiel dafür ist der Wechsel an eine weiterführende Schule im Kindes- und Jugendalter: Hier sind längst nicht alle Lebensbereiche wie z.B. die Wohnsituation von Veränderungen betroffen und der Großteil der Verantwortung sowie der Organisation liegt weiterhin bei den Eltern. Studienbeginn und Schulabschluss fallen meistens zeitlich mit dem Erreichen der Volljährigkeit und dem Abschnitt der Ablösungsphase von den Eltern oder vom Elternhaus zusammen. Bei all diesen Ereignissen und Prozessen handelt es sich um sogenannte „Entwicklungsaufgaben" (Havighurst, 1948), die typischerweise in einer bestimmten Lebensphase auftreten und bewältigt werden müssen. Die Aufnahme eines Studiums fällt zeitlich in die Phase der Adoleszenz mit ihren spezifischen Entwicklungsaufgaben, wie u.a. dem Erlangen der Autonomie von den Eltern oder der Berufswahl. Es kommt quasi zu einer Kumulation von entwicklungspsychologischen Anforderungen. Für die Bewältigung der in den Entwicklungsaufgaben enthaltenen einzelnen Themen sind bestimmte psychische und physische Prozesse und Verhaltensweisen, sogenannte Anpassungsreaktionen (Gerrig & Zimbardo, 2008), beim Individuum erforderlich.

1.2 Das psychologische Konzept von Stressoren

In der Psychologie werden bestimmte Herausforderungen als Stressoren bezeichnet. Ein Stressor ist definiert als „ein Ereignis, das von einem Organismus eine Art von Anpassungsreaktion erfordert" (Gerrig & Zimbardo, 2008). Stressoren hängen nicht nur dem Namen nach eng mit Stress zusammen, sie werden so bezeichnet, da sie als Auslöser von Stress identifiziert werden. Stress ist „das Reaktionsmuster eines Organismus auf Stimulusereignisse, die dessen Gleichgewicht stören und dessen Fähigkeit, die Einflüsse zu bewältigen, stark beanspruchen oder übersteigen. Die Stimulusereignisse umfassen eine große Bandbreite an externen und internen Bedingungen, die zusammen genommen Stressoren genannt werden" (ebd.). Diese Definition von Stress weist bereits deutlich darauf hin, dass es Stressoren gibt, welche die Bewältigungsfähigkeiten sehr oder übermäßig in Anspruch nehmen können. Dies kann so weit gehen, dass diese Bewältigungsfähigkeiten nicht mehr ausreichen oder erschöpft sind.

Auch die tiefgreifenden, existenziellen Veränderungen und Neuerungen in sämtlichen Lebensbereichen, die Studierenden mit dem Beginn dieses völlig neuen Lebensabschnitts im ersten Studienjahr begegnen und komplexe und anspruchsvolle Bewältigungsleistungen erfordern, stellen erhebliche Stressoren dar.

Mögliche krankheitswertige oder zumindest belastende Folgen liegen in der oben zitierten Definition von Stress dann vor, wenn die Bewältigungsfähigkeiten nicht ausreichen. Dass gerade zu Studienbeginn diese Stressfaktoren über Belastungsreaktionen bis hin zu körperlichen und psychischen Erkrankungen führen können, wurde mehrfach belegt (Stock & Krämer, 2001; Turiaux & Krinner, 2014; Spahn, Richter & Zschocke, 2002; Grützmacher, Gusy, Lesener, Sudheimer & Willige, 2017).

1.3 Generelle Veränderungen, Herausforderungen und Belastungen zu Studienbeginn

In den folgenden Abschnitten werden verschiedene Lebensbereiche bei Studierenden aufgegriffen und einzelne Herausforderungen und Belastungen vertiefend dargestellt. Dabei wird auf Zitate von Musikstudierenden zurückgegriffen, die den jeweiligen Bereich untermauern. Die Zitate stammen aus einer unveröffentlichten und anonymen Befragung von Teilnehmenden der Vorlesung „Einführung in die Musikphysiologie und Musikermedizin", die im Sommersemester 2020 an der Hochschule für Musik und Theater München (HMTM) von Professor Dr. Adina Mornell schriftlich durchgeführt wurde (Mornell, 2020). Den Studierenden wurden die Ergebnisse der Multizenterstudie vorgestellt und anschließend gebeten, sich aus eigner Perspektive zu diesen Ergebnissen zu äußern. Bei den Antworten handelte es sich um spontane Nennungen der Studierenden. Im Sinne einer Inhaltsanalyse wurden diese kategorisiert und den einzelnen Bereichen zugeordnet.

1.3.1 Selbstständige Lebensführung

Mit Beginn eines Studiums werden junge Erwachsene mit einer Reihe von tiefgreifenden Veränderungen konfrontiert, die völlig unabhängig von der Wahl des Studienfachs oder der Hochschule in Erscheinung treten und belastend sein können (Wildt, 2013). Zu den studienfach-unabhängig auftretende Herausforderungen zählen vor allem die Veränderung in der Wohnsituation und die Anforderung an eine selbstständige Lebensführung (ebd.).

Lässt man die Musikstudierenden dazu selbst zu Wort kommen, werden am häufigsten die neue ungewohnte Umgebung und das Alleinleben und Auf-sich-gestellt-sein als die am größten empfundenen Anforderungen im neuen Lebensabschnitt genannt:

„Man ist in einem neuen Umfeld, wohnt alleine und muss neue Freunde suchen."

„Es gibt ‚außermusikalische Stressoren': Wohnung, ein ungewohntes Umfeld."

„Angst vor neuer Umgebung." (Mornell, 2020)

Mit dem Beginn des neuen Lebensabschnitts ergeben sich also einige wichtige Entwicklungsschritte in der neuen Rolle als Student*in. Die Ablösung von den Eltern, die bereits in der Pubertät begonnen hat, erfolgt nun endgültig, inklusive der räumlichen Abnabelung. Ebenso endgültig beginnt damit das Erwachsenenleben. Durch das Verlassen des Elternhauses wird dies möglicherweise noch spürbarer als durch das Erreichen der gesetzlichen Volljährigkeit mit 18 Jahren. Der Auszug von Zuhause erfordert die volle Selbstständigkeit: Es muss ein eigener Haushalt gegründet, organisiert und geführt werden. Die selbstständige Lebensführung betrifft auch alle weiteren Lebensbereiche sowie die Bewältigung und Lösung sämtlicher in diesen Bereichen auftretender Konflikte und Probleme. Der Umzug in eine andere Stadt macht es zu Studienbeginn notwendig, sich am neuen Wohnort zu orientieren, so dass die notwendigen Einkäufe erledigt, die medizinische Versorgung in Anspruch genommen und bisherige Hobbies weiter ausgeübt werden können. Ein neuer und häufig vom bisherigen Zuhause weit entfernter Wohnort bedeutet nicht nur den Verlust des bisherigen sozialen Umfelds, sondern auch die Notwendigkeit, neue soziale Beziehungen aufzubauen. Bestand vor dem Umzug in eine andere Stadt bereits eine Partnerschaft, erfordert es der Beginn des neuen Lebensabschnitts häufig, für die nächste Zeit eine Fernbeziehung zu führen.

Zur neuen Selbstständigkeit gehört auch die Aufgabe, die Finanzierung des Studiums zu organisieren, wobei eine möglicherweise andauernde finanzielle Abhängigkeit von den Eltern oder/und von staatlicher Förderung in einem Spannungsfeld mit der gleichzeitig vorausgesetzten Selbstständigkeit und neu erlangten Autonomie stehen.

1.3.2 Neue Lernsituation und -umgebung

Sehr einschneidende Veränderungen ergeben sich nicht nur im alltäglichen Leben, sondern auch durch das Studium selbst. Nach langen Jahren der schulischen Sozialisation und der Gewöhnung an schulisches Lernen steht ein sehr abrupter Wechsel an: aus einer schulischen Lernsituation mit festen Vorgaben und Strukturen in eine vollkommen anders beschaffene Lernumgebung an einer Hochschule mit vielen Freiheiten und hohen Anforderungen an selbstständiges Lernen. Diese Aspekte finden sich in den Aussagen der Musikstudierenden wieder:

„Mangelndes Zeitmanagement führt zu Stress, es herrscht Leistungsdruck und die ersten Prüfungen stehen bevor."

„An der Hochschule werden keine Zeitmanagementstrategien gelehrt. Wir haben extrem viel zu tun, aber keine Erklärung wie man am besten damit umgeht." (Mornell, 2020)

An erster Stelle der unmittelbar studienbezogenen Belastungen werden von den Teilnehmenden der Befragung die Herausforderungen eines neuen und selbstständigen Zeit- und Selbstmanagements genannt. Gleichzeitig wird ein damit verbundener, offensichtlich großer Bedarf an Vermittlung einschlägiger Strategien geäußert. Mit der Voraussetzung einer völlig selbstständigen Lernorganisation fühlen sich viele Studierende überfordert, weil sie in der schulischen Lernumgebung nicht genügend darauf vorbereitet wurden und diese selbstständige Lernorganisation an den Schulen auch nicht notwendig war.

Dazu kommt ein deutlich erhöhter „Workload", also eine erheblich größere Menge an zu bewältigendem Lernstoff und eine Vielzahl an Prüfungen, deren Ergebnisse wesentlich höher gewichtet werden und entscheidender sind als die vielen einzelnen Leistungsnachweise der Schulzeit. Herausfordernd ist auch die Spezialisierung auf nur noch ein Wissensgebiet und die damit verbundenen neuen Fächer oder Teildisziplinen.

Einen Teil der selbstständigen Lernorganisation und zugleich eine hohe Anforderung an die Studierenden stellt die Eigenmotivation dar, also die Fähigkeit, sich selbst zu motivieren. Auch diese Fähigkeit ist unabdingbar, da feste

Vorgaben und Strukturen, etwa regelmäßige kurze Überprüfungen der Leistung in mündlicher und schriftlicher Form wie zuvor in der Schule, weitgehend wegfallen. Damit fehlt auch ein v.a. im Fall positiver Beurteilungen motivierendes Feedback, das ein wichtiger Beitrag zur eigenen Motivation sein kann.

Zur neuen Lernumgebung und -organisation gehören weiterhin neue „Mitschüler*innen", also Kommiliton*innen und die Zusammenarbeit mit ihnen, in Form von Gruppenarbeiten oder -projekten. Diese sind entweder vorgegeben und verpflichtend durch Lehrende und/oder Curricula oder die Studierenden organisieren sich selbstständig in sogenannten Lerngruppen, in denen Aufgaben aufgeteilt werden, um beispielsweise die nicht allein zu bewältigende Menge an Prüfungsstoff lerngerecht aufzubereiten. Die gemeinsame Bewältigung von Lernstoff in Lerngruppen wird in der Regel von den Hochschulen und Universitäten selbst sehr empfohlen. Sowohl im Fall verpflichtender Gruppenprojekte als auch im hochschulweit überwiegenden Fall der selbst organisierten Teamarbeit ist es notwendig, (Arbeits- und kollegiale) Beziehungen zu den neuen Kommiliton*innen aufzubauen, Teamarbeit zu erlernen und das gemeinsame Arbeiten einzuüben.

Das mit der neuen Lernumgebung eng verbundene Thema Konkurrenz verändert sich zu Studienbeginn ebenfalls mit der neuen Lernumgebung und gewinnt generell an Bedeutung im Vergleich zum schulischen Umfeld. Der Stressor Konkurrenz sei bei den generellen Veränderungen und Belastungen nur kurz erwähnt und wird stattdessen im Abschnitt über die spezifischen Stressoren am Beginn eines Musikstudiums detailliert dargestellt: Er spielt im Musikstudium eine sehr viel größere Rolle als in anderen Studienfächern und unterscheidet sich auch vom Charakter her maßgeblich von der Konkurrenzsituation generell an Hochschulen.

1.3.3 Besondere Lebenssituationen

Es ist davon auszugehen, dass unter den Studienanfänger*innen auch Personen sind, die aufgrund bestimmter, individueller Veranlagungen oder Voraussetzungen besonders anfällig für Stressfaktoren sind. Aufgrund erschwerter individueller Voraussetzungen ist dann die Übernahme der erwachsenen und selbstständigen Rolle wie oben geschildert ungleich schwieriger. Dies führt zu einem Mehr an Stress und Belastung und dieses wiederum zu einem vergleichsweise höheren Risiko für das Auftreten von krankheitswertigen Belastungsreaktionen und Symptomen. Konkret sind mit diesen individuellen Veranlagungen und Voraussetzungen folgende Lebenslagen gemeint:

- Bereits bestehende körperliche oder psychische Erkrankungen können sich verschlimmern oder frühere körperliche oder psychische Erkrankungen können unter vermehrtem Stress wieder ausbrechen
- Behinderungen (auch im Sinne einer Schwerbehinderung) bedeuten besondere Herausforderungen an die Organisation des Lebens- und Studienalltags und an den Aufbau neuer sozialer Beziehungen
- Ausländische Studierende können durch Sprachbarriere, Kulturschock und Isolation besondere Herausforderungen an die Organisation des Lebens- und Studienalltags und an den Aufbau neuer sozialer Beziehungen erfahren

1.4 Spezifische Stressfaktoren zu Beginn eines Musikstudiums

Über diese, sämtliche Studierende im ersten Semester oder Studienjahr betreffende Stressfaktoren hinaus, gibt es spezifische Belastungen, die Studierende der Musik häufiger als andere Studierende erleben. Diese finden sich auch in dem in diesem Kapitel verwendeten Stimmungsbild von Studienanfänger*innen an der Musikhochschule München wieder.

1.4.1 Leistungs- und Konkurrenzdruck

Musikstudierende im ersten Studienjahr erleben einen abrupt deutlich angestiegenen Leistungsdruck oder in einigen Fällen auch zum ersten Mal in ihrem Leben richtigen Leistungsdruck. Während der Schulzeit war ihr musikalisches Ausnahmetalent willkommen und wurde im privaten und schulischen Unterricht gefördert, jedoch wurden im Gegensatz zur Situation an der Hochschule oft keine Höchst- und Spitzenleistungen erwartet und verlangt. Dabei geben die Studierenden sowohl den Leistungsdruck von außen als belastend an, z.B. von Seiten der Studienanforderungen, als auch den inneren Leistungsdruck durch hohe Erwartungen an sich selbst. Der Leistungsdruck wird außerdem häufig mit Angst vor Konkurrenz und der tatsächlich erlebten Konkurrenz zu den Kommiliton*innen in Verbindung gebracht.

„Enormer Leistungsdruck, steigende Erwartungen (von außen, sowie eigene).“

„Wir stehen unter Leistungsdruck und Zeitdruck. Es entsteht Versagensangst, weil es so hohe Anforderungen gibt.“

„Bei vielen besteht der Wunsch sehr gut zu sein und gleichzeitig Angst vor der Konkurrenz.“ (Mornell, 2020)

In Bezug auf das Thema Konkurrenz ergibt sich mit Studienbeginn eine weitere einschneidende Veränderung: So waren die Neustudierenden in der Regel daran gewöhnt, sich von ihrem bisherigen schulischen Lern- und sozialen Umfeld mit ihren hervorragenden musikalischen Fähigkeiten deutlich abzuheben. Neu an der Musikhochschule und unter vielen weiteren Studienanfänger*innen müssen sie feststellen, dass sie an der neuen Institution eine*r unter vielen, d.h. mit ihren exzellenten Fertigkeiten und ihrem hohen Niveau nicht allein sind. Musik zu machen oder zu studieren verliert dann in der Empfindung der Neustudierenden den bisherigen Anschein und Wert des Besonderen. Die Konfrontation mit einer Vielzahl ebenso begabter und fähiger Kommiliton*innen macht die spätestens mit Eintritt ins Berufsleben bedeutsam werdende große Konkurrenz bewusst und liefert einen Vorgeschmack auf ein hart umkämpftes Berufsfeld. Zusammen mit dem Einzelunterricht begünstigt die verschärfte Konkurrenzsituation das „Einzelkämpfertum" unter Studierenden, wird zur dysfunktionalen Bewältigungsstrategie, potenziert aber damit gleichzeitig den Stressor Konkurrenz in seiner Auswirkung (Hildebrandt, 2015). Die gesamte Konkurrenzsituation begleitet Studierende von Beginn an und kann dazu führen, dass das gesamte Studium und dessen Sinn in Frage gestellt werden oder sogar ausgeprägte Existenzängste und Sorgen entstehen.

1.4.2 Üben

Am häufigsten beziehen sich die von den Studierenden genannten Stressfaktoren jedoch auf das Üben des Gesangs oder des Instruments. Als Belastung steht die zeitliche Komponente im Vordergrund: Studierende wenden im Gegensatz zu vorher sehr viel mehr Zeit für das Üben auf, die Übedauer steigt also quasi exponentiell an (Hildebrandt, 2008). Allerdings gibt es auch Aussagen, in denen zu wenig Übezeit für das Erreichen von Übezielen bemängelt wird. Weiterhin wird die stark angestiegene Intensität des Übens als belastend und stressig empfunden. Einen klaren Bezug zur Zunahme von körperlichen und psychischen Beschwerden stellen die meisten Befragten zu fehlenden Pausen her. Eine andere Ursache dafür, dass sich Studierende kaum oder keinerlei Pausen erlauben, mag sein, dass diese nicht mit der Intensivierung des Übens, dem Leistungsdruck oder der möglicherweise als bedrohlich wahrgenommenen Konkurrenz vereinbar scheinen. Insgesamt werden fehlende oder zu wenige Pausen während ausgedehnter Übezeiten jedenfalls eindeutig als Ursache für Beschwerden bewertet. Die Problematik ist den Studierenden offensichtlich durchaus sehr bewusst, auch wenn dieses

Bewusstsein zunächst zu keiner Verhaltensänderung zu führen scheint (Mornell, 2020; Spahn et al., 2017, Spahn, Immerz & Nusseck, 2020).

Vor dem Hintergrund der stark erhöhten Intensität des Übens – und vielleicht auch der ebenso stark angestiegenen Übezeit – empfinden es viele Studierende als belastend, ihrer eigenen Wahrnehmung nach zu Studienbeginn über zu wenig und keinesfalls ausreichende nützliche Übestrategien zu verfügen. Tatsächlich wird im Lauf des Studiums das Repertoire im Instrumental- und Gesangsunterricht und in einschlägigen Vorlesungen oder Seminaren wesentlich erweitert. Als große und herausfordernde Umstellung werden außerdem die ungewohnte Übungsumgebung und die/der neue Instrumental- oder Gesangslehrende erlebt. Der Wechsel zu einer für die Studierenden neuen Lehrkraft erfordert ebenfalls große Anpassungsleistungen im Falle eines ungewohnten Unterrichtsstils oder der Umstellung auf eine neue Technik etc. Rund um das Thema Üben erwähnen Musikstudierende folgende Belastungen:

„Intensiveres Üben ohne gut organisierte Pausen."

„Ungewohnt großer Übeaufwand und begrenztes Übezeitfenster, in dem die Übeziele erreicht werden wollen/sollen."

„Es gibt mehr Zeit zu üben und deshalb eine höhere Belastung sowie evtl. eine Umstellung der Technik aufgrund der/s neuen Lehrerin/s." (Mornell, 2020)

1.4.3 Körperliche Beschwerden

Im Hinblick auf musikbezogene körperliche Symptome, Verletzungen oder Erkrankungen sehen viele Studierende eine falsche Haltung am Instrument als ursächlich an. Sie äußern, dass es zu Studienbeginn an Wissen über eine körperlich nicht belastende Haltung und gesundes Üben fehle, welches erst im Laufe des Studiums erworben werde. Möglicherweise trägt zu dieser Problematik auch ein fehlendes Wissen über einschlägige Unterstützungsangebote bei, wie beispielsweise die an der Hochschule für Musik und Theater München bereits vor mehreren Jahren eingerichtete Musiker*innensprechstunde bei einem Musikermediziner. Dieses Angebot ist nach Erfahrung der Autorinnen dieses Beitrags vielen Studierenden an der HMTM selbst in fortgeschrittenen Semestern und sogar Lehrenden nicht bekannt, so dass von Letzteren auch nicht darüber informiert wird.

Mit dem Musikstudium geht nach Angaben vieler Studierenden ein ausgeprägter Mangel oder gar Fehlen an ausgleichenden körperlichen Aktivitäten wie z.B. Sport einher (Spahn & Zander, 2005). Insgesamt scheint sich die neue Lebenssituation verbunden mit den als hoch erlebten Anforderungen im Studium auch negativ auf die Schlafqualität auszuwirken, was zu entsprechenden negativen körperlichen Folgen führen kann. Die Erwähnung einer schlechteren Schlafqualität findet sich unter anderem in den Antworten der Musikstudierenden:

„Längere Übezeiten, die während des ersten Semesters ausgebaut werden, jedoch kein Ausgleich (Sport etc).“

„Mit schlechter Planung, schlechter Haltung mit dem Instrument und ohne genau zu wissen, wie man es ohne Verletzungen macht. Im Laufe der Zeit wird dies gelernt.“

„Schlechter Schlaf.“ (Mornell, 2020)

1.5 Stressoren bei Studienbeginn

Die oben herangezogene Freitextbefragung und weitere Untersuchungen (Spahn et al., 2017; Spahn & Zander, 2005) ergeben ein relativ einheitliches Bild über Stressoren, die von Neustudierenden der Musik als herausfordernd und belastend erlebt werden und nicht selten zu psychischen und/oder körperlichen Symptomen und Beschwerden führen.

Das Bewusstsein für die Ursachen der erlebten Belastungen scheint gegeben, teilweise sogar auch dafür, welche Möglichkeiten der (Verhaltens-)Änderung es gibt. Passende Verhaltensweisen werden allerdings oft erst nach erlittenen Beschwerden eingesetzt, andererseits fehlt es aber auch schlicht an Wissen und Information zu bestimmten Themen, beispielsweise zum Zeitmanagement. Aus den oben beschriebenen verschiedenen Stressoren und den in diesem Kapitel beispielhaft vorgestellten Aussagen über die wahrgenommenen Belastungen, die sich bei Musikstudierenden im ersten Studienjahr ergeben, lassen sich konkrete und vor allem präventive Maßnahmen ableiten, um negativen gesundheitlichen Konsequenzen wirksam begegnen zu können.

2. Institutionelle und strukturelle Einflüsse

Die Institution Musikhochschule und ihr Einfluss auf Studierende und deren Studienbiographien spielt eine nicht zu unterschätzende Rolle. Natürlich ist sie in erster Linie Unterstützung, sie kann aber auch als Stressor und Belastung wirken. Studienanfänger*innen müssen sich nach ihrer Schulzeit in ein ihnen mitunter fremdes und neues System aus Regeln, Abläufen und Organisationsstrukturen einfügen, welches sie vor neue Herausforderungen stellt. Hierbei gibt es sowohl äußere als auch innere – psychologische – Aspekte, die den Übergang von Schule zu Studium charakterisieren: Insbesondere der erhöhte Anspruch an Selbstorganisation und Selbständigkeit kann zu Belastungen und Stress führen. Fehlende Hilfestellung seitens der Institution verstärkt diesen Effekt (Grützmacher et al., 2017). Darüber hinaus stellt das Studium – verglichen mit der Schule – einen größeren Leistungsanspruch an die Studierenden. Nicht nur das Lerntempo und der Lernumfang, sondern auch die Gewichtung und Quantität der Lernerfolgsmessung in Hochschulprüfungen sind weitaus höher.

Der an sich selbst gestellte, aber auch von außen gesetzte Leistungsanspruch spiegelt sich auch in den erhöhten Erwartungen der Lehrpersonen, der Kommiliton*innen und der Studierenden selbst wider. Während einerseits dieser Anspruch und der Erfolgsdruck auf die Studierenden gegenüber der Schulzeit wächst, gerät andererseits das Lernen als Prozess oftmals ins Hintertreffen. An vielen Hochschulen wird eine Kultur gelebt, bei der nahezu ausschließlich das Endprodukt im Vordergrund steht. Das hat zur Folge, dass der individuellen Entwicklung und dem individuellen Lernerfolg der Studierenden weniger Bedeutung beigemessen wird und Fehler verurteilt werden. Wie andere Bildungseinrichtungen ist die Musikhochschule ein eigenes Universum mit besonderen institutionell-sozialen Bedingungen (Nolte, 2011). Zusätzlich dazu bleiben einmalige Ausrutscher bzw. Fehler in Belastungssituationen wie Klassenvorspielen („Patzer") das ganze Studium über präsent, denn so sehr Kommiliton*innen oftmals auch zu guten Freund*innen werden, so sind deren Augen und Ohren umso schärfer und gnadenloser in der Kritik. Und gerade Fehler bleiben stärker im Gedächtnis als Erfolge (Kruse-Weber, 2013).

Im ersten Studienjahr lassen sich womöglich deshalb deutlich höhere Werte von Erschöpfung, Depression und Lampenfieber nachweisen (Hildebrandt, 2015; Spahn & Zander, 2005). Ergänzend dazu kommen äußere Faktoren hinzu, die oben bereits thematisiert worden sind. Als Studienanfänger*in ist man sprichwörtlich nur noch ein Fisch im großen Teich, der um jeden Preis mithalten möchte und dies auch muss (Heyer, Wachs & Palentien, 2013). Die Illusion der eigenen Besonderheit wird oft durch übersteigertes Perfektionsstreben und eine unreflektierte Verausgabungsbereitschaft bis hin zur Selbstdestruktion kompensiert – insbesondere ein situationsbezogenes Feedback von außen, das meistens gar nicht das ganze Bild im Blick hat, wird zum höchsten Credo für das eigene Können (Hildebrandt, 2015).

Der Spaß am Musizieren gerät in den Hintergrund und es schwingen immer Erfolgsdruck und Konkurrenzdenken mit (Daniel, 2015). Nicht nur Hobbys und der eigene Tagesablauf werden dem Studium untergeordnet, sondern auch das musikalische Repertoire und die eigene Spielart werden so angepasst, dass sie möglichst die vorgefertigten Normerwartungen treffen. Sei es das Spielen von kanonischen und daher in den Curricula als selbstverständlich vorgegebenen Meisterwerken, die eigentlich gar nicht zum eigenen Stil passen oder gar den Studierenden missfallen, oder Übertreibungen und Überspitzungen beispielsweise durch eine nicht zur eigenen Physiognomie passende Körperhaltung, am Instrument oder beim Singen – gleich einem Entertainer (Grützmacher et al., 2017; Kreutz, 2014).

Das studentische Leben bietet bei allen neuen Herausforderungen auch neugewonnene Freiheiten und Entfaltungsmöglichkeiten. Gerade deshalb wird der Studienbeginn als einschneidender Lebensabschnitt gesehen. Repertoirelisten und Werkkanons können der studentischen Freiheit jedoch gegenüberstehen und begrenzen die Flexibilität bei der Auswahl der Stücke.

Es kann zu Überforderung auf Seiten der Studierenden führen, wenn durch starre Werkkanons individuelle physiologische und psychologische Voraussetzungen nicht immer berücksichtigt werden können. In Kombination mit einer ungleich stärkeren Belastung durch das Studium an sich und einem erhöhten Druck auf den Studierenden kann dies im ungünstigen Fall zu Überlastungssbeschwerden führen, beispielsweise, weil Hände und Ausdauer dem Repertoire nicht gewachsen sind. Sowohl im Unterricht als auch und vor allem beim Üben werden biomechanische Grenzen oftmals nicht erkannt oder überschritten. Dies kann zu Ermüdungserscheinungen bis hin zu chronischen Beschwerden führen (Spahn, 2015; Wohlwender, 2019). Wichtig scheint es, ein individuell-künstlerisches Profil zu entwickeln, das an den eigenen Stärken und Schwächen orientiert ist (Mantel, 2015; Wüstehube, 2015; Röbke, 2007).

Über den eigenen Instrumentalunterricht hinaus müssen die Studierenden jedoch auch noch einen umfangreichen Stundenplan bewältigen, bei dem für manch eine*n nicht immer klar ist, welchen Sinn und Zweck das eine oder andere Seminar im Rahmen des Studiums und im Hinblick auf die spätere künstlerische Karriere erfüllt. Wie eine Musikstudentin es treffend formulierte:

„Das Ohr ist wichtiger als der Körper" (Mornell, 2020).

Auch die äußeren Bedingungen können Herausforderungen darstellen, wie beispielsweise der limitierte Zugang zu Überäumen. Stücke auf höchstmöglichem Niveau zu erarbeiten und zu festigen, stellt so eine durchaus schwierige Aufgabe dar. Das eigene Pensum zu bewältigen, gleicht einem Wettlauf gegen die Uhr, wenn man/frau mehrere Stunden ansteht, um einen dreistündigen Slot für einen Überaum zu ergattern:

„Manchmal stellt sich die Frage, ob ich übermüdet in der Früh in die Hochschule hetze und dabei entweder auf genügend Schlaf, mein Frühstück oder die morgendliche Dusche und das Zähneputzen verzichte" (Daniel, 2015).

Zudem sind viele Probenräume nicht nur zu klein, sondern auch schlecht ausgestattet – sei es hinsichtlich der Instrumente oder auch der technischen Ausstattung. Sogenannte „Übezellen", also engste Räume, deren Platz meist schon durch ein dort stehendes Hochschulinstrument gänzlich beansprucht ist, sind nicht nur viel zu klein, sondern haben auch oft keine Fenster. Der eigene Biorhythmus gerät so gehörig durcheinander, wenn es kein Lichtfeedback von außen gibt, weil stundenlang in einem dunklen, nur spärlich beleuchteten Raum geübt wird. Gerade auch in Zeiten von Corona wurde überdeutlich, wie schlecht die Belüftung einzelner Räume ist: diese müssten (auch über die Pandemie hinaus) häufiger und länger zwischengelüftet werden, um sie für den*die nächste*n Übende*n freigeben zu können. Ferner sind viele der kleinen Überäume akustisch ungeeignet, um darin üben zu können, sodass oftmals in einer Art musikalischen Schonhaltung (permanent leise, nicht das vollständige Repertoire oder auch mit reduzierter Technik) geübt werden muss. Üben bis ans Limit steht auf der Tagesordnung und regelmäßige, kurze Pausen sowie alternative, eigentlich schonende Übemethoden, losgelöst vom eigenen Instrument wie beim mentalen Üben, werden nur in Kauf genommen, wenn dies unbedingt notwendig ist. Trotz alledem ist die Angst einen Überaum zu verlieren und Übezeit einzubüßen sehr groß, denn: „[...] sobald in einem Übe-Raum stumm geübt wird oder Ausgleichsübungen ohne Instrument (gemacht werden), geht die Tür auf, da Raumsuchende vermuten, das Zimmer sei zu haben" (Hildebrandt, 2008).

Eine Hochschule ist nicht nur Bildungseinrichtung, sondern auch ein sozialer Ort. Die Hochschulgemeinschaft kann Rückhalt und Input liefern und bietet die Möglichkeit, sich nicht nur ein soziales, sondern auch ein professionelles Netzwerk aufzubauen. Gleichzeitig ermöglichen kleine Gruppen und viel Einzelbetreuung eine gute Grundlage, sich mit der eigenen Hochschule und den Kommiliton*innen zu identifizieren. Trotz aller Freundschaften schwingt jedoch immer der Wettbewerbsaspekt mit; ein Kammermusikpartner kann später unter Umständen auch ein direkter Konkurrent um eine Orchesterstelle sein. Somit ist der Studienalltag an einer Musikhochschule immer durch zwei Faktoren geprägt: Kooperation und Konkurrenz. Es stellt sich die Frage, ob dies auch ein für Kunst und Kultur förderliches Umfeld ist, wenn in jedem Fall viele Studierende unter all diesen Belastungen gesundheitliche und psychische Beeinträchtigungen erleiden. Ein Ansatz müsste sein, gerade die außermusikalischen, aber für die künstlerische Entwicklung unerlässlichen Rahmenbedingungen so zu optimieren, dass neben einem effektiven Lernen und Üben auch ein motivierendes, förderliches und wohlwollend-kollegiales Umfeld geschaffen werden kann.

Fazit

Aus den Ergebnissen der Multicenterstudie (Nusseck et al., 2017; Spahn et al., 2017) und den vorangegangenen Betrachtungen wird klar, dass einerseits bei den Studierenden ein Bedarf an konkreter Wissensvermittlung und Schulung zum Aufbau von konstruktiven Anpassungsleistungen gerade zu Beginn des Studiums besteht. Andererseits wird deutlich, dass Studierende bereits vorhandenes eigenes Wissen sowie entsprechende Angebote scheinbar nicht oder nicht genügend nutzen oder wahrnehmen.

Aus unserer Sicht können daraus folgende Maßnahmen abgeleitet werden:

- Frühzeitige Information und Aufklärung über die mit dem Studienbeginn verbundenen Stressoren und daraus resultierenden Symptome und Beschwerden
- Frühzeitige Wissensvermittlung in Bezug auf Interventionsstrategien, Hilfsangebote und v.a. präventive Maßnahmen

Vielerorts werden Information und Beratung zu Themen wie Lernorganisation und Zeitmanagement, aber auch zur psychologischen und körperlichen Prävention – in der Regel von den jeweiligen Studierendenwerken – für die Gesamtheit der Studierenden an einer Universität oder Hochschule angeboten. Die Inhalte sind allgemein gültig, zugänglich für Studierende aller Semester und treffen auf die Mehrheit der Studierenden und Studienfächer zu, räumlich befinden sich diese Veranstaltungen in der Regel auf dem Campus der jeweiligen allgemeinen Universität oder Hochschule.

Wie aus den oben geschilderten spezifischen Stressfaktoren bei Studienanfänger*innen an Musikhochschulen hervorgeht, erfordern diese Maßnahmen jedoch eine Anpassung an die spezifischen Anforderungen dieser Zielgruppe.

Die Angebote an Vermittlung von Wissen und Informationen sowie Beratung sollten speziell auf Neustudierende der Musik zugeschnitten und leicht zugänglich, also niederschwellig sein. Das bedeutet:

- Idealerweise finden diese einschlägigen Veranstaltungen direkt an der Musikhochschule statt.

- Die Angebote sollten für alle Studierenden und Lehrenden sichtbar angekündigt und kommuniziert werden, darüber hinaus sollten die Lehrenden im ersten Studienjahr immer wieder darauf hinweisen und zur Inanspruchnahme explizit auffordern.
- Die Informationen und mögliche Interventionsstrategien sollten speziell auf die Bedürfnisse von Musikstudierenden abgestimmt sein.
- Die Neustudierenden sollten möglichst ab dem ersten Tag ihres Studiums mit solchen Angeboten begleitet und dadurch auch präventiv darüber informiert werden, welche Stressoren auf sie zukommen und wie sie diesen begegnen können.

Es wäre zu überlegen, ob nicht eine fortlaufende, regelmäßige und evtl. sogar verpflichtende, mit dem Erwerb von ECTS-Punkten verknüpfte Begleitveranstaltung im ersten Studienjahr (also über zwei Semester hinweg) eingerichtet werden könnte. Damit könnte der Problematik einer mangelnden praktischen Umsetzung begegnet werden. Auch das Phänomen, dass die Inhalte einzelner Veranstaltungen am Studienbeginn anschließend schnell wieder in Vergessenheit geraten, weil sie gerade nicht relevant sind, könnte mit einer fortlaufenden Möglichkeit, aktuelle Probleme zu thematisieren, verhindert werden. Mit solchen Maßnahmen könnten die Träume der jungen Musiker*innen mindestens für die Dauer des Musikstudiums und hoffentlich auch darüber hinaus bewahrt werden und „schmerzfrei bleiben".

Literatur

Daniel, R. F. (2015). Interviews zu Lampenfieber und Belastungen im Musikstudium mit Studierenden der Hochschule für Musik und Theater München. Unveröffentlicht, HMTM.

Gerrig, R. J., & Zimbardo, P. G. (2008). Psychologie. München: Pearson Studium.

Grützmacher, J., Gusy, B., Lesener, T., Sudheimer, S., & Willige, J. (2017). Gesundheit Studierender in Deutschland 2017. Ein Kooperationsprojekt zwischen dem Deutschen Zentrum für Hochschul- und Wissenschaftsforschung, der Freien Universität Berlin und der Techniker Krankenkasse. Online verfügbar unter: https://www.tk.de/resource/blob/2050660/8bd39eab37ee133a2ec47e55e544abe7/gesundheit-studierender-in-deutschland-2017-studienband-data.pdf.

Havighurst, R. J. (1948). Developmental tasks and education. Chicago: University of Chicago Press.

Heyer, R., Wachs, S., & Palentien, C. (2013). Handbuch Jugend – Musik – Sozialisation. Wiesbaden: Springer Fachmedien.

Hildebrandt, H. (2008). Mit Muskeln und Köpfchen. Ein musikphysiologischer Blick auf Einflüsse des Sports. Schweizerische Musikzeitung, 2(6), 18-22.

Hildebrandt, H. (2015). Psychophysische Arbeitsteilung und Bühnenkompetenz. In: Schriftenreihe XIX der Psychosomatischen Klinik Bad Neustadt (Hrsg.): Der Musiker und sein Körper. Ein Resonanzraum für Wahrnehmung, Sinnlichkeit und Erleben. Bad Neustadt, 39-57.

Kreutz, G. (2014). Warum singen glücklich macht. Gießen: Psychosozial-Verlag.

Kruse-Weber, S. (2013). Exzellenz durch differenzierten Umgang mit Fehlern. Kreative Potenziale beim Musizieren und Unterrichten. 1. Auflage, Mainz: Schott Music.

Mantel, G. (2015). Interpretation. Vom Text zum Klang. 1. Auflage, Mainz: Schott Music.

Mornell, A. (2020). Befragung zu den Problemen und Symptomen im ersten Studienjahr an der Hochschule für Musik und Theater München. Unveröffentlichte Befragung, HMTM.

Nusseck, M., Mornell, A., Voltmer, E., Kötter, T., Schmid, B., Blum, J. et al. (2017). Gesundheit und Präventionsverhalten von Musikstudierenden an verschiedenen deutschen Musikhochschulen. Musikphysiologie und Musikermedizin, 24(2), 67-84.

Nolte, R. (2011). Musikhochschule als Marke? Beiträge zur Hochschulpolitik, 3, 56-59.

Röbke, P. (2007). Was leistet die Beschäftigung mit Neuer Musik im Instrumentalunterricht? EPTA-Kongress 2007 in Chur. Online verfügbar unter: https://www.epta.ch/images/Archiv/EPTA_Archiv_2004-2008.pdf

Spahn, C. (2015). Musikergesundheit in der Praxis. Grundlagen, Prävention, Übungen. Henschel, Leipzig.

Spahn, C., & Zander, M. (2005). Gesundheitliches Befinden sowie Einstellung zu Studium und Gesundheit von Medizin-, Psychologie-, Musik- und Sportstudenten bei Studienbeginn. [Kongressbeitrag]. 56. Jahrestagung des Deutschen Kollegiums für Psychosomatische Medizin (DKPM) Dresden.

Spahn, C., Voltmer, E., Mornell, A., & Nusseck, M. (2017). Health status and preventive health behavior of music students during university education: Merging prior results with new insights from a German multicenter study. Musicae Scientiae, 21(2), 213-229.

Spahn, C., Immerz, A., & Nusseck, M.: „Die Lücke schließen zwischen Unterricht und Musizierpraxis" – eine qualitative Studie zur Evaluation spezifischer pädagogischer Elemente im Bereich körperorientierter Gesundheitsförderung und Prävention bei Musikstudierenden. In: T. Fischinger und C. Louven: Jahrbuch Musikpsychologie – Musik im audiovisuellen Kontext, Band 29:e45, 2020.

Spahn, C., Richter, B., & Zschocke, I. (2002) Health attitudes, preventive behavior, and playing-related health problems among music students. Medical Problems of Performing Artists 17:22-28

Stock, C., & Krämer, A. (2001). Die Gesundheit von Studierenden im Studienverlauf. Das Gesundheitswesen, Sonderausgabe Prävention und Gesundheitsförderung, 63(S01), 56-59.

Turiaux, J., & Krinner, C. (2014). Gestresst im Studium? Ein empirischer Vergleich Studierender verschiedener Hochschultypen und eine explorative Analyse potentieller Stressoren. Journal of Business and Media Psychology, 5(1), 18-28.

Wildt, J. (2013). Übergang zwischen Schule und Hochschule – Entwicklungen, Schwierigkeiten und Gestaltungsansätze. In G. Bellenberg & M. Forell (Hrsg.), Bildungsübergänge gestalten. Ein Dialog zwischen Wissenschaft und Praxis (S. 275-282). Münster: Waxmann

Wohlwender, U. (2019). Riskante Winkel. Ursachen von Overuse-Syndromen auf der Spur. Üben und Musizieren. Zeitschrift für Instrumentalpädagogik und musikalisches Lernen, 5, 14-20.

Wüstehube, B. (2015). Musikvermittlung im Kontext Musikschule. In: W. Rüdiger (Hg.), Musikvermittlung. Wozu? Umrisse und Perspektiven eines jungen Arbeitsfeldes (99-114), 1. Auflage, Mainz: Schott Music.

„Wahre Freude ist eine ernste Sache“

Überlegungen zur Gesundheit von Musikstudierenden

Ingolf Schauer

An der berühmten Schuke-Orgel, die sich im Leipziger Gewandhaus befindet, steht das Zitat Senecas:

RES SEVERA VERUM GAUDIUM

Wahre Freude: Alle Künstler*innen haben schon diese besonderen Momente erlebt, scheinbar völlig in der Musik zu versinken. Das eigene Spiel verschmilzt dann mit einem größeren Ganzen und ist mit einem Gefühl tiefer Befriedigung verbunden. Man spricht auch von einem Flow-Gefühl. Diese Augenblicke des Glücks stellen im Arbeitsalltag von Künstler*innen eine bedeutende Quelle fachlicher Erfüllung und Zufriedenheit dar. Sie können zu einem Zuwachs an Komplexität und Stabilität der Persönlichkeit führen.

Eine ernste Sache ist unter Umständen der Preis, der dafür bezahlt wird und der sehr viel höher ist als allgemein angenommen wird.

In meinem vielfältigen beruflichen Umfeld begegne ich einer großen Anzahl von Menschen in unterschiedlichen Situationen, mit denen ich intensive Gespräche führe. Die daraus gewonnenen Resultate verdeutlichen, dass die im künstlerischen Bereich Tätigen sich einer Vielzahl von Belastungen (u.a. Stress, Ängste, Konkurrenz, Schmerzen und permanente Arbeit an sich) ausgesetzt sehen. Wer sich ausreichend Entspannungsfähigkeit, Genuss, Balance, sozialen Rückhalt und Sinnhaftigkeit dabei bewahren kann, dem wird es besser gelingen aus ernster Arbeit heraus wahre Freude zu empfinden.

Im Laufe der Studienjahre, oft bereits auch in der Zeit davor, entwickeln zahlreiche Künstler*innen charakteristische körperliche und psychische Beschwerden, die zumindest mit bedingt sind durch Instrumentalspiel oder Singen. Versagensängste in öffentlichen Auftrittssituationen führen zu erheblicher Einschränkung der Lebensqualität. Kunststudierende sind talentiert, kreativ und leidenschaftlich. Sie wollen ihren individuellen künstlerischen Weg finden und beschreiten. Daneben wird ein hohes Maß an (Selbst-)Disziplin von Ihnen gefordert. Von Bedeutung ist auch die Fähigkeit, mit Enttäuschungen umgehen zu lernen. Universitäre und private Erwartungen, die nicht immer mit den eigenen Vorstellungen konformgehen oder die Akzeptanz und Anerkennung eigener Grenzen auf dem Weg der Annäherung vom Selbst- zum Idealbild stellen solche Herausforderungen dar.

Die subjektive Bedeutsamkeit der künstlerischen Tätigkeit ist sehr hoch. In vielen Fällen ist „Künstlerin- oder Künstler-Sein" kein Beruf, sondern eine Lebensform. Seit der Kindheit ist die Beschäftigung mit der Kunst zu einem wesentlichen Teil des eigenen Ich geworden. Ist dieser Teil durch Beschwerden und damit verbundene Beeinträchtigungen in Gefahr, können schnell Unsicherheit und Angst entstehen. Die davon ausgehende Bedrohung richtet sich gegen die emotionale Ausdrucksfähigkeit und den kreativen Prozess, die eine grundlegende Voraussetzung für diesen Beruf darstellen. Der Stellenabbau im Kulturbereich schürt Zukunfts- und Existenzängste. Hier geht es um die materielle Existenz. Die Leidenschaft für Musik und Kunst blendet oft Teile des realen Berufsbildes aus. Es stellt sich nicht nur die Frage, ob man gut genug ist, den Anforderungen zu genügen. Vielmehr rückt die Frage nach der Bereitschaft, unter diesen Rahmenbedingungen sein Leben zu organisieren, in den Fokus der Überlegungen. Viele Musikstudierende kommen in meine Beratung, die große Probleme haben, sich die Zeit nach dem Studium vorstellen zu können. Ein hart umkämpfter Markt fordert Perfektion par excellence. Die nervliche Anspannung vor und während einer öffentlichen Präsentation ist sehr hoch. Dabei spielen Erwartungshaltungen (eigene und die anderer: Publikum, Arbeitgeber etc.) mit daraus resultierendem Erfolgsdruck eine große Rolle. Während des Musikstudiums fällt es den Studierenden häufig schwer, auch bedingt durch den Einzelunterricht im Hauptfach, zwischen eigenen und fremden Erwartungen zu differenzieren.

Ehrgeiz, Perfektion und Verausgabungsbereitschaft sind Begleiter, die verlangen, zu allen Zeiten auf hohem Niveau künstlerisch tätig sein zu können. Neben den eigenen Leistungsvorstellungen wird der Ehrgeiz zusätzlich durch die Konkurrenz zu anderen genährt. Motivation entsteht auch durch das Ziel, Menschen durch Musik zu berühren. Das Streben nach Perfektion lässt innerlich keine Ruhe, kein Gefühl von Zufriedenheit aufkommen. Statt den Feierabend, wie in anderen Berufen, zur Entspannung zu nutzen, wird er oft als potentielle Möglichkeit für zusätzliche Zeit zum Üben im musikalischen Bereich oder zum Malen, Fotografieren, Installieren usw. betrachtet. So gelingt es Künstler*innen in Erwartung anstehender öffentlicher Auftritte und der möglicherweise damit verbundenen Kritik oft nur unzureichend, sich im Vorfeld davon zu distanzieren.

Die Folge sind häufig berufsspezifische Krankheitsbilder, die durch Stress, einseitige Körperhaltungen und lange Übezeiten ohne Pausengestaltung hervorgerufen werden. Es treten akute oder chronische Schmerzsyndrome in Form von Überbelastungssyndromen im Bereich von Muskeln und Sehnen auf. Verbreitet sind auch Schädigungen der Wirbelsäule und des Schulterbereichs. Diese körperlichen Einschränkungen stehen in Wechselwirkung zu psychischen Belastungen. Dazu zählt Stress in seiner chronischen Form.

Chronischer Stress entsteht aus dem Gefühl heraus, bestimmte Situationen oder sich selbst nicht unter Kontrolle zu haben. Erlebte Hilflosigkeit bei gegenwärtigen Herausforderungen kann zu Hoffnungslosigkeit bezüglich der künstlerischen Zukunft führen. Die ineffektive Ausgabe von Energien verhindert einen geregelten Lebensrhythmus, dessen Fehlen zu Erschöpfungszuständen führen kann. Es gibt nicht „den Stress", sondern es handelt sich dabei um ein hoch individuelles Phänomen. Im Bereich der Musik kann es Studierende betreffen, die ihre angestrebte Höchstleistung noch nicht erreicht haben. Ebenso kann es für kranke oder ältere Musiker*innen, die zunehmende Wahrnehmung von Schwierigkeiten beim Erhalt des eigenen Anspruchsniveaus bedeuten.

Zentrale psychische Beeinträchtigungen stellen das *Lampenfieber* und dessen pathologische Form – die *Podiumsangst oder Auftrittsangst* – dar (Krawehl & Altenmüller, 2000; Spahn, 2019). Der Psychologe Schwarzer versteht unter Podiumsangst „die Besorgnis und Aufgeregtheit angesichts sozialer Situationen, die als selbstwertbedrohlich erlebt werden" (Schwarzer, 1993). Bereits bei Kindern werden auftrittsabhängige Angstsymptome festgestellt. Während des Musikstudiums erleben viele der Studierenden störendes Lampenfieber und suchen bei mir Rat und Hilfe. Künstler*innen werden permanent mit einer in der Öffentlichkeit stattfindenden Bewertung ihrer Leistung konfrontiert. Ausstellungen und Konzerte laufen unter der kritischen Beurteilung von Kolleg*innen, Mitstudierende sowie den meist nicht weniger kritischen Augen und Ohren der Besucher*innen ab. Fehlleistungen bleiben nicht anonym und es muss damit gerechnet werden, sie in Pressekritiken herausgestellt zu finden.

Die individuelle psychische Disposition des Einzelnen hat dabei einen entscheidenden Einfluss auf den Grad der Aufregung. Neben der körperlichen, geistigen und seelischen Konstitution und dem Selbstwertgefühl spielt auch der Persönlichkeitsfaktor Ängstlichkeit eine bedeutende Rolle. Die psychische Disposition wird auch stark von den individuellen Niveaus der Frustrationstoleranz und des Selbstwirksamkeitserlebens (Spahn et al., 2021) bestimmt.

Die Bedeutung der Biographie: Die Entwicklung künstlerischer Fähigkeiten hängt stark von den Lebensbedingungen ab. Die Unterstützung durch die Eltern ist ein wesentlicher Punkt. Wichtig ist, die Balance zwischen Förderung der Begabung und Gewährung des dem Alter entsprechenden und für die Entwicklung des Kindes notwendigen Freiraumes zu finden. Wenn sich Kinder hohen elterlichen Anforderungen ausgesetzt fühlen, unangemessene Strenge und Verbote erleben, kann sich das negativ auf das Studium und den späteren Beruf auswirken. Anderseits kann Kunst nur als angenehme Freizeitgestaltung gelten und das Üben wird nicht als Arbeit anerkannt. Diese Einstellung begleitet Künstler*nnen in der einen oder anderen Form durch das ganze Leben. In diesem Zusammenhang erlebe ich häufig, dass dieses mangelnde Verständnis zu Belastungen bis in die privaten Beziehungen hineinführen kann.

Die Besonderheiten des Musikstudiums: Als Student*in sieht man sich anderen Musikstudierenden in einem Konkurrenzverhältnis gegenüber, was es in dieser Form vorher nicht gab. Dieses – manchmal gezielt von der Lehrkraft als Motivation eingesetzt – kann neben einer Zunahme des Ehrgeizes auch schädigende Wirkung haben. Bei Musikstudierenden bekommt jede Belastung eine ganz persönliche Tönung. In kaum einem anderen Beruf ist ein so langer Ausbildungsweg zurückzulegen, da bereits im frühen Kindesalter damit begonnen wird. In der Musik gehören die eigene Biographie und das künstlerische Schaffen eng zusammen. Somit steht fast jede persönliche Entwicklung eines Studierenden – auch jede Krise – in enger Verbindung mit der Kunst. Musiker*innen wollen Menschen emotional erreichen. Das gelingt nur, indem sie sich öffnen. Hier liegt ein großes Spannungsfeld, denn wer sich öffnet, ist verletzbar. Bei künstlerischem Misserfolg heißt es dann möglicherweise nicht „Das ist schlecht", sondern „Du bist schlecht". Da Leistungsbeurteilungen im künstlerischen Bereich sehr subjektiv sind und recht unterschiedlich ausfallen können, fehlt manchmal eine Orientierungsmöglichkeit für Musikstudierende. Fragen nach dem eigenen Leistungsstand werden häufig zu unkonkret beantwortet, sodass es zu Zweifeln und Selbstwertproblemen kommen kann.

Da ein künstlerisches Studium viele Zeiträume für eigenständiges (alleiniges) kreatives Arbeiten bereitstellt, sind *Zeitmanagement und Feedback* unverzichtbar. In einigen Fällen führen der eigene Ehrgeiz und die Konkurrenz gegenüber anderen dazu, dass die Kommunikation gegenüber Mitstudierenden darunter leidet und manche Themen, die einen selbst am stärksten beschäftigen, ausgespart werden. Auch dieser Bereich wird oft in der Sprechstunde thematisiert.

Hauptfachunterricht ist Einzelunterricht und damit künstlerisch effektiv, da individuell auf die Einzelperson, ihre Stärken und Schwächen reagiert werden kann. Die ungeteilte Aufmerksamkeit ermöglicht eine fruchtbare Lehr- und Lernatmosphäre. Zwischen einem Studierenden und seiner Lehrperson entwickelt sich eine besondere und vertraute Beziehung, in der auch persönliche Themen einen Raum erhalten können.

Wege in den Beruf: Die Bewerbung auf eine Stelle erfolgt nicht durch ein Vorstellungsgespräch, Zeugnisse oder Tests, die fachliche und soziale Fähigkeiten aufzeigen sollen. Im musikalischen Bereich entscheidet beispielsweise das Orchester, wer das Probespiel gewinnt und allein zur Anstellung vorgeschlagen wird. „Nur wenige Minuten verbleiben den Probespielkandidaten, ihr in einer jahrelangen, mühevollen Ausbildung erworbenes Können „auf den Punkt" zu präsentieren. Diese besondere Auswahlsituation ist für die jungen Bewerberinnen und Bewerber eine harte psychische Belastung, für die Orchestermitglieder, die das Probespiel abnehmen, eine hohe Verantwortung" (Frei, 2014). Durch den Wegfall vieler Orchesterstellen und die internationale Öffnung hat die Anzahl der Bewerbungen um eine vakante Stelle deutlich zugenommen. Da zeigt sich Konkurrenz zwischen den Interessenten in besonders ausgeprägter Form. Viele Musikstudierende sind nach dem Studium freiberuflich tätig, um diesem Druck zu entgehen. Um Wege in den Beruf zu finden, steht oft die Frage im Raum, wie sich die eigene künstlerische Handschrift auf dem Kunstmarkt behaupten kann. Wie authentisch darf oder muss ich sein, um materiell eine „sichere Grundlage" zu erhalten? Diesen Fragestellungen nachzugehen gelingt nicht ohne erhebliche Reibungen. Sinnkrisen und Zukunftsängste, die nach dem Wert des Erlernten für die Zeit nach dem Studium suchen, begleiten viele Absolvent*innen.

Positivindikatoren und Ressourcen: Einige der betrachteten Belastungen stehen im Zusammenhang mit gesundheitlichen Beeinträchtigungen. Von Interesse ist darum eine Veränderung der Blickrichtung. Diese ermöglicht der Frage nachzugehen, warum manche Menschen trotz belastender Lebens- und Umwelteinflüsse gesund bleiben, was also ihre Positivindikatoren sind. Dabei wird sichtbar, dass Arbeitsfreude und Arbeitsstolz, Selbstwirksamkeitserwartung und die Freizeitgestaltung eine bedeutende Rolle spielen. Der Bewältigungsstil als personale Komponente, z.B. offensive Problembewältigung, soziale Unterstützung, innere Ruhe und Ausgeglichenheit, Erfolgserleben und Lebenszufriedenheit, hat eine herausragende Bedeutung für den Umgang mit der besonderen Charakteristik, die einen künstlerischen Werdegang kennzeichnet. Von institutioneller Seite wäre es hilfreich, entsprechende Rahmenbedingungen dafür zu ermöglichen. Bereits während des Studiums sollten Kenntnisse zu künstler*innenspezifischen Belastungen und Informationen über geeignete Bewältigungsstrategien vermittelt werden.

Praktisch wird dies an der Hochschule für Musik und Theater Leipzig durch ein spezielles psychologisches Beratungsangebot, ein Training zur Aneignung von Stressbewältigungskompetenzen, ein Interventionsprogramm für Podiumsangst oder das Erlernen von Entspannungstechniken realisiert. Die Hochschule für Musik und Theater bietet Vorlesungen und Seminare im Fach Psychologie sowie Vorlesungen im Bereich Musikermedizin durch das Netzwerk Musikermedizin Leipzig an.

Literatur

Schwarzer, R. (1993). Stress, Angst und Handlungsregulation. Stuttgart: Kohlhammer.

Krawehl, I., & Altenmüller, E. (2000). Lampenfieber unter Musikstudenten: Häufigkeit, Ausprägung und heimliche Theorien. Musikphysiologie und Musikermedizin, 7, 173-182.

Spahn, C. (2019). Lampenfieber und Auftrittsangst. Sprache Stimme Gehör 43:33-37

Spahn, C., Krampe, F. & Nusseck, M. (2021) Classifying Different Types of Music Performance Anxiety. Front. Psychol. 4/2021, https://doi.org/10.3389/fpsyg.2021.538535

Frei, M. (2014). Auf Probe - Probespiel und Probejahr. Das Orchester, 2, 10.

Gesundheitsförderung im Musikstudium

Reflexion aus der Perspektive eines Musikstudierenden

André Rieder

Die folgenden Gedanken gehen zurück auf die Teilnahme des Autors an der Podiumsdiskussion „Gesundheit im Musikstudium" im Rahmen des Symposiums Musikphysiologie „Gesundheitsförderung im Musikstudium" am 12. November 2019 an der Hochschule für Musik Freiburg.

Welche Rolle spielt Gesundheit im Musikstudium?

Das eigene psychische und physische Wohlergehen spielt eine essenzielle Rolle im Musikstudium. Stress, Unausgeglichenheit, Gefühle von Angst oder gar Panik sowie körperliche Beschwerden führen bekanntlich eher zu einer Stagnation des Tuns als zu der gewünschten und auch stets eingeforderten Kreativität. Vor allem in der Musik ist es von unschätzbarem Wert zu wissen, wie man sich körperlich nachhaltig fit halten und etwaigen Verletzungen vorbeugen kann. Musikalische Aktivitäten als dynamische, in gewisser Hinsicht gar sportive Angelegenheit zu betrachten, ist aus meiner Sicht sehr wichtig.

Was können Musikstudierende selbst für ihre Gesundheit tun?

Jede*r Musikstudent*in kann und sollte sich regelmäßig nach dem eigenen körperlichen und seelischen Wohlbefinden befragen (Wie fühle ich mich gerade? In welchem körperlichen Zustand befinde mich?). Hierfür ist es unumgänglich, das Hier und Jetzt wahrzunehmen, zumal man ohnehin dazu neigt, seine gedankliche Aufmerksamkeit zu großen Teilen auf Vergangenes oder Zukünftiges zu richten, selten jedoch auf Gegenwärtiges. Voraussetzung für eine solche Achtsamkeit ist in jedem Falle eine gesunde und regelmäßige Reflexion.

Ein weiterer präventiver Aspekt, den die Studierenden selbst bewerkstelligen können, ist das Maßhalten des Handelns. Sowohl im Studium als auch im späteren Beruf ist es von großer Bedeutung, sich einen nachhaltigen Umgang mit dem eigenen Körper anzueignen. Dieser ist hierbei als eine Art Ressource zu betrachten, die es im Gleichgewicht zu halten gilt. Konkreter gefasst bedeutet dies, dass es auch Phasen geben muss, in denen man zur Ruhe kommt, verarbeitet, reflektiert. Hierzu sollte unterstrichen werden, dass gerade Musiker*innen häufig aktiv sind, sei es beim Üben, gemeinsamen Proben, Konzertieren usw. Solche Ruhephasen sind auch insofern unumgänglich, als es in der Musik selten einen Punkt gibt, an dem man behaupten könnte, mit einem Stück vollends fertig zu sein und es der eigenen Idealvorstellung entsprechend aufführen zu können.

Nicht zuletzt sollte man sich realistisch vor Augen führen, welches Maß an Workload man sich selbst überhaupt zumuten kann. Ausgehend davon, dass man sich schließlich selbst seinen Semesterplan zusammenstellt, sollte man stets auf ein angemessenes und zu bewältigendes Arbeitspensum achten. Hierzu ist es wichtig, möglichst früh im Studium ein Gefühl dafür zu entwickeln, welchen Workload man sich guten Gewissens zutrauen kann.

Welche Anregungen, Hilfen und Angebote erhalten Musikstudierende im Studium?

Meines Erachtens besteht bereits ein recht breites und vielfältiges Unterstützungsangebot an der Hochschule für Musik Freiburg. Das *Freiburger Institut für Musikermedizin* (FIM) bietet viele praktisch orientierte Veranstaltungen in verschiedenen Arbeitsformen an. Das Angebot umfasst eine breite Vielfalt an Themen wie beispielsweise Gesundheit im Instrumentalunterricht, nachhaltige Übemethoden, Auftritt und Lampenfieber, Körperorientierte Ansätze wie die Feldenkrais-Methode und Methoden für Atem, Bewegung und Konzentration, Hörphysiologie und Gehörschutz, psychologische Themen wie Resilienz und Stressbewältigung und Stimmphysiologie. Bei allen Arten von Beschwerden – körperlichen wie psychischen – stellt das FIM mit seiner Ambulanz am Universitätsklinikum Freiburg eine Anlaufstelle dar und bietet professionelle Unterstützung und Behandlung. Das FIM hat eine ganze Reihe von Lehrbüchern und digitalen Lehrmaterialien im Fach Musikphysiologie & Musikermedizin entwickelt. Aus meiner Erfahrung als Studierender im Lehramt Musik, der ich im Hauptfach Gesang habe, möchte ich das Buch *Die Stimme* von Bernhard Richter lobend erwähnen, welches aktuelle Forschungsstände aufschlussreich darlegt und einen fundierten Blick auf die Stimmphysiologie und eine nachhaltige Stimmnutzung bietet. Auch im Seminar „Klassensingen" habe ich einen Überblick über die stimmphysiologischen, methodischen und didaktischen Grundlagen des Singens mit Klassen erhalten. Dies ist nicht nur für den späteren Beruf und für die Schüler*innen, sondern auch für einen selbst von großem Nutzen. Für den späteren Beruf als Lehrkraft ist eine gesunde Stimmnutzung für die Gesundheit in Studium und Beruf von zentraler Bedeutung.

Wie gelingt es uns als Studierenden, die Angebote wahrzunehmen und umzusetzen? Was ist dabei hinderlich?

Pragmatisch betrachtet, bedarf es lediglich einer kurzen Anmeldung, um an dem vielfältigen Angebot teilzunehmen. Allerdings kommt es bei manchen Kursen aufgrund der begrenzten Teilnehmer*innenzahl zu deutlichen Überbuchungen, sodass eine Kursteilnahme nicht immer direkt realisierbar ist. Zudem ist es aus meiner Sicht problematisch, dass beispielsweise im Studiengang Schulmusik ausschließlich ein kleiner Wahlmodulbereich vorgesehen ist, für den man beliebige Angebote der Hochschule nutzen kann, darunter auch jene des FIM. Zweifelsohne besteht die Möglichkeit, auch außercurricular an derartigen Veranstaltungen teilzunehmen und sich somit fortzubilden. Allerdings müssen schließlich auch sämtliche vorgeschriebene Kurse und Fächer erfolgreich absolviert werden. Obgleich in den vergangenen Jahren viele spannende Seminare angeboten wurden, konnte ich die meisten von ihnen bedauernswerterweise nicht belegen, da der Workload des jeweiligen Semesters schlichtweg zu hoch geworden wäre.

Ein weiteres Hindernis stellt für manche Studierende aus meiner Sicht die mangelnde Informiertheit über die grundlegende Relevanz des Themas sowie die Existenz weiterer Kursangebote am Studienstandort Freiburg dar. Demzufolge sollte auch darauf hingewiesen werden, dass das Studierendenwerk ebenso viele Beratungs- und Seminarangebote explizit zum Thema Gesundheit im Studium anbietet. Dort werden zwar weniger musiker*innenspezifische Problemfelder behandelt, doch gibt es fachübergreifende Aspekte, die auch unabhängig des jeweiligen Studienfaches einen großen Nutzen für die eigene Studiensituation mit sich bringen können.

Achtet die Hochschule für Musik Freiburg als Institution auf das Thema Gesundheit?

Aufgrund der vielseitigen Angebote des FIM bin ich der Meinung, dass dieses Thema in unserem Studienalltag in jedem Falle große Beachtung findet. Jedoch sehe ich in mancherlei Hinsicht noch Optimierungsbedarf. Hier sind in erster Linie die stärkere Thematisierung sowie die Enttabuisierung des Themas Gesundheit anzuführen. Meinem Eindruck zufolge wird dies auf der Ebene der Dozent*innen (vor allem im Bereich des Einzelunterrichts) äußerst unterschiedlich gehandhabt. Wohingegen manche einen offenen Umgang pflegen und die physische und psychische Gesundheit im Unterricht zur Sprache bringen, entgegnen andere diesem Thema mit Unverständnis.

Derartigen Überlegungen wohnt jedoch auch ein gewisses Diskussionspotenzial inne: Es sollte bedacht werden, dass sämtliche Anforderungen, die im

Laufe des Studiums an Musikstudierende gestellt werden, individuell völlig verschieden verarbeitet und bewältigt werden. Außerdem stellen die durch den Studienplan formal vorgegebenen Anforderungen und Rahmenbedingungen eine stetige Gratwanderung zwischen dem nötigen Druck und dem damit einhergehenden Risiko einer Überlastung bzw. Überforderung oder eines mentalen Overloads. Aus pädagogischer Sicht betrachtet, kommen wir um eine Pädagogik des Forderns gewissermaßen nicht herum, um auf eine höhere Kompetenzstufe zu gelangen und die Fähigkeiten und Fertigkeiten in einer bestimmten Disziplin zu professionalisieren. Diese muss jedoch gerecht ablaufen, sie muss – in Anlehnung an Hartmut von Hentig – den „Menschen stärken". Des Weiteren sollte nicht außer Acht gelassen werden, dass in musikalischen Berufsfeldern und vor allem auf der Konzertbühne durchweg eine hohe Professionalität verlangt wird. Ohnehin besteht hier ein uns Musiker*innen bekanntes Spannungsfeld zwischen dem persönlichen körperlichen und seelischen Befinden sowie der nötigen Professionalität, die bei Auftritten, Engagements und auch im späteren Berufsleben grundlegend erforderlich ist.

Welche konkreten hilfreichen Maßnahmen könnten in Zukunft umgesetzt werden?

Zunächst wäre es gewinnbringend, das Thema Gesundheit im Musikstudium ausreichend zu thematisieren, um eine Sensibilität zu schaffen und den Studierenden aufzuzeigen, dass dieses Thema wichtiger ist als man auf den ersten Blick zu glauben vermag. Nicht selten fragt man sich beim ersten Kontakt mit solchen Themen, weshalb man beispielsweise die eigenen Prinzipien und Gewohnheiten nachjustieren oder etwa seine vertrauten Übemethoden modifizieren sollte. Das Fatale an diesem Selbstbild („Bisher hat es doch funktioniert, wieso sollte ich also etwas daran ändern?") ist, dass der Prävention von möglichen gesundheitlichen Problemen keinerlei Beachtung geschenkt wird. Dabei sind präventive Maßnahmen von zentraler Bedeutung – wenn Symptome bzw. Beschwerden auftreten, ist es im Grunde schon zu spät.

Eine weitere Optimierung könnte darin bestehen, vereinzelt Änderungen an den Studienplänen der einzelnen Fächer vorzunehmen. Zum einen könnte man durch einen größeren Wahlmodulbereich mehr Freiheiten und zugleich auch die Möglichkeit schaffen, an Veranstaltungen teilzunehmen, welche das Themenfeld Gesundheit behandeln. Zum anderen könnte man einzelne Kurse in den Pflichtbereich des Studienplans integrieren, sodass dieser Thematik im Verlauf des Studiums ohnehin eine größere Bedeutung zugesprochen würde. Überdies wäre es förderlich, die bestehenden Angebote auszubauen, indem – wenn möglich – Teilnehmer*innenzahlen erhöht oder grundlegend mehr Kurse angeboten werden, welche diese Thematik aufgreifen.

Nicht zuletzt sollte man vermehrt auf das breite Angebot des Studierendenwerkes hinweisen. Bei persönlichen oder studienbedingten psychischen Problemen bestehen verschiedene Beratungsmöglichkeiten. Ferner werden zahlreiche Workshops und Seminare rund um das Thema Gesundheit im Studium angeboten, wohlbemerkt auch in englischer, französischer und chinesischer Sprache. Das Seminarprogramm bietet beispielsweise Unterstützung zur Stressbewältigung durch Achtsamkeit, Angebote zur Stimmbildung oder auch Hilfen für ein ausgeglichenes Selbst- und Zeitmanagement. Diese Angebote könnten für einige Studierende mit Sicherheit sehr gewinnbringend sein.

Abschließend gilt festzuhalten, dass es im Studium grundlegend auf eine motivierende, wertschätzende Lehre ankommt. Die Dozierenden sollten neben dem fachlichen Fokus stets auch die Studierenden im Blick behalten und Interesse sowohl an deren Lernfortschritt als auch an deren gesundheitlicher Verfassung zeigen. Die Gesundheit und das grundlegende Wohlbefinden sind wichtige Voraussetzungen für eine freie Entfaltung in Studium und Beruf sowie für die Weiterentwicklung der eigenen Fähigkeiten und Fertigkeiten. Es sollte nicht unterschätzt werden, dass ein anhaltend hoher Druck und Stress nicht nur die persönliche Leistung und Kreativität mindern, sondern auch zu motivationalen Problemen führen können. Aus dieser Perspektive betrachtet, ist ein realistischer Workload in jedem Falle unumgänglich. Des Weiteren gilt es, eigene Rituale zu optimieren oder – wenn nötig – gar aufzubrechen. Oft hält man an dem fest, was man schon seit langer Zeit auf eine bestimmte Art und Weise bewerkstelligt. Doch es ist unabdingbar, diese Gewohnheiten immer wieder kritisch zu hinterfragen. Hierbei kann es zielführend sein zu reflektieren, wie man seine Ressourcen und Stärken besser nutzen und wie man bestehende Praktiken modifizieren könnte, um die eigene Gesundheit bestmöglich zu bewahren.

Nicht zuletzt möchte ich unterstreichen, dass sich die bestehenden Gesundheitsangebote nicht nur an bereits erkrankte Menschen richten – sie stehen für jede*n offen. Und wir dürfen nicht vergessen, dass Studierende Gesundheit brauchen, um im Studium und im späteren Beruf erfolgreich und glücklich zu sein. Vor allem präventive Maßnahmen sind also keinesfalls als bloße Wellnessaktivitäten zu betrachten. Vielmehr entsprechen sie der gewissenhaften und vorbildlichen Einhaltung der Eigenverantwortung als Musikstudierende.

Resilienz bei Musikstudierenden

Konzeption, Evaluation und Wirkung eines Lehrangebots zur Förderung von Resilienz

Claudia Spahn, Josephine Schmirl, Anna Immerz, Manfred Nusseck

Musikstudierenden stellen sich während ihres Studiums eine Reihe von Anforderungen, welche die musikalische Entwicklung beim Üben und Auftreten mit dem Instrument oder der Stimme betreffen. Dabei ist es wichtig, psychisch stabil zu bleiben und an sich zu glauben, auch wenn sich Erfolgserlebnisse nicht immer zügig einstellen und Hürden zu überwinden sind. Die Unterstützung der Selbstwertregulation im Umgang mit Stress auslösenden Faktoren bildet ein wichtiges Element der Prävention und Gesundheitsförderung im Musikstudium. Das Konzept der Resilienz nimmt hierbei eine zentrale Rolle ein. An der Hochschule für Musik Freiburg wurde deshalb im Fach Musikphysiologie & Musikermedizin ein Lehrangebot zur Vermittlung von Resilienz an Musikstudierende entwickelt, über dessen Konzeption, Durchführung und Evaluation im vorliegenden Beitrag berichtet wird. Darüber hinaus werden vorläufige Ergebnisse zur Wirksamkeit des Angebots vorgestellt.

Resilienz

Der Begriff Resilienz beschreibt die Widerstandsfähigkeit einer Person im Umgang mit den an sie gerichteten inneren und äußeren Anforderungen und stellt eine wichtige Voraussetzung dar, um psychisch und körperlich gesund zu bleiben.

Das Wort Resilienz leitet sich ab aus dem lateinischen resilire »abprallen, zurückspringen« und beschreibt in der Werkstofftechnik die Eigenschaft eines Materials, seine ursprüngliche Form nach äußerer Einwirkung wieder anzunehmen. In der Medizin und Psychologie entwickelte sich das Konzept der Resilienz ab etwa der Mitte des 20. Jahrhunderts aus einem Perspektivwechsel auf Gesundheit von einer defizitorientierten Sichtweise hin zur Frage, welche Faktoren Menschen dazu befähigen, unter belastenden psychosozialen

Risikofaktoren gesund zu bleiben. Resilienz muss dabei in einem lebenslangen Prozess immer wieder hergestellt werden. Um dies zu erreichen, ist es wichtig, wesentliche Schutzfaktoren für psychische Gesundheit zu kennen und Strategien zu erlernen, wie protektive Faktoren im Alltag nutzbar gemacht werden können (Spahn, 2015; Thun-Hohenstein et al., 2020).

Resilienz lässt sich außer auf der individuellen Ebene – persönliche Einstellungen, Verhalten, Kompetenzen, physiologische Faktoren u.a. – auch auf der sozialen Ebene – Beziehungen zu Familie, Freunden und Kollegen – und auf der gesellschaftlichen Ebene – gesellschaftliche Ressourcen, Normen, Werte – beschreiben (Spahn, 2015). Es kann als gesichert gelten, dass Resilienz einen wichtigen und bedeutsamen positiven Faktor für psychische Gesundheit darstellt (Hu et al., 2015).

Psychologische Schutzfaktoren

Zu den individuellen Schutzfaktoren, die Resilienz befördern, gehören positive Emotionen wie Zufriedenheit, Wohlbefinden und Freude, die mit einem starken Selbstwertgefühl und hohem Selbstvertrauen verbunden sind. Sie bilden das Gefühl, innerlich stark zu sein und fördern die Selbstwirksamkeit – das Zutrauen, Anforderungen aus eigener Kraft gut bewältigen zu können. Diese emotionalen individuellen Ressourcen stehen in engem Zusammenhang mit guten sozialen Kontakten, Empathie und sozialer Unterstützung und bilden insgesamt einen wichtigen Faktor, um Erfolg in Studium und Beruf erleben zu können (Bengel und Lyssenko 2012). Wie Aaron Antonovsky in seinem Konzept der Salutogenese beschreibt (Antonovsky, 1987), besitzt auch das Erleben von Sinnhaftigkeit im eigenen Tun eine große Wirkung auf die psychische und körperliche Gesundheit.

Das Thema Umgang mit Stress nimmt eine zentrale Bedeutung im Zusammenhang mit Resilienz ein. Das Erleben von Stress kann bei denselben Anforderungen individuell unterschiedlich sein und wird von inneren und äußeren Einflüssen moderiert. Es ist deshalb für die Resilienz einer Person wichtig, die persönlichen Faktoren, die Stress erzeugen als sogenannte Stressbeschleuniger zu identifizieren. Ein positives Stressmanagement bildet eine wichtige Voraussetzung für die Herstellung von Resilienz. In diesem Zusammenhang ist auch die Fähigkeit entscheidend, in welchem Maße eine Person für sich selbst sorgen kann.

Maßnahmen zur Förderung von Resilienz

Joyce et al. (2018) führten eine Metaanalyse zur Wirksamkeit unterschiedlicher Trainingsprogramme zur Förderung von Resilienz durch und stratifizierten die elf Studien, welche die Qualitätskriterien erfüllten und in die Berechnung eingingen, nach den Kriterien (1) kognitiv-verhaltenstherapeutisch basierte Interventionen, (2) achtsamkeitsbasierte Interventionen und (3) kombinierte Interventionen aus (1) und (2). Als Ergebnis fanden sie einen mittleren positiven Effekt aller drei Interventionen auf die Förderung von Resilienz, wobei sich die drei Kategorien nicht maßgeblich voneinander unterschieden.

Antonini et al. (2021) untersuchten die Auswirkungen von körperlicher Bewegung versus Achtsamkeit auf die Resilienz bei einer Stichprobe der Schweizer Bevölkerung während der ersten Phase der Corona-Pandemie. Insgesamt nahmen 195 Personen teil, von denen 147 körperliche Aktivität und 48 Achtsamkeit praktizierten. In einem prä-post Design wurden an zwei Messzeitpunkten – im April und Mai 2020 – Resilienz und Depressivität gemessen und zwischen den beiden Gruppen verglichen. Es zeigte sich, dass beide Strategien zu einer Stärkung der Resilienz führten, körperliche Aktivität jedoch noch deutlicher die Depressivität verbessern konnte.

Resilienz bei Musikstudierenden und Musizierenden

Kegelaers et al. (2020) untersuchten eine Stichprobe von 64 Musizierenden, davon 36 Musikstudierende und 28 Berufsmusiker*innen, hinsichtlich ihrer Resilienz und ihrer psychischen Gesundheit. Unter den 36 Musikstudierenden fanden sich bei mehr als der Hälfte Anzeichen von Angst und Depression. Resilienz zeigte in der Gesamtstichprobe einen negativen Zusammenhang mit Angst und Depression.

In einer qualitativen Studie untersuchte O' Donnell (2020) elf professionelle klassische Musiker*innen in Interviews zu Resilienz, allgemeinen Stressfaktoren als Musiker*in und zu spezifischen Auswirkungen der Corona-Pandemie auf das Berufsleben der Musiker*innen. Die thematische Inhaltsanalyse hatte zum Ziel, Faktoren zu identifizieren, die zur Resilienz beitragen. Es stellte sich heraus, dass emotionale Regulierung, Flexibilität, kognitiver positiver Fokus und Dankbarkeit die Resilienz der Personen förderten. Faktoren wie soziale Unterstützung durch Freunde und gesellschaftliche Institutionen spielten ebenfalls eine wichtige Rolle. Stressoren bestanden für die befragten Musiker*innen hauptsächlich aus inneren Anforderungen wie Perfektionismus, hohem Anspruchsniveau und Leistungsangst.

In seinem Buch „Mein erfolgreiches Orchester“ (2021) wendet der Autor Armin Wunsch Resilienz auf die Struktur des gesamten Orchesters an (Röhe, 2022), beschreibt aber auch förderliche Faktoren für individuelle Resilienz. Zu diesen zählt er Akzeptanz, Optimismus, Selbstwirksamkeit, Verantwortung, Netzwerkorientierung, Lösungsorientierung und Vision. Unter Akzeptanz versteht er die Selbstannahme der eigenen Person als Musiker*in im Einklang mit der eigenen biographischen Geschichte.

Konzept des Lehrangebots „Resilienz“ für Musikstudierende

Für das vorliegende Seminar „Wie bleibe ich gesund und gut drauf?“ – Resilienzstrategien für Musiker*innen“ wurden die oben beschriebenen Schutzfaktoren und wirksamen Ansätze in ein Lehrkonzept integriert. Die Themen der einzelnen Sitzungen sind in Tabelle 1 aufgeführt.

Das übergeordnete Lernziel des Seminars bestand darin, den Musikstudierenden Kompetenzen zu vermitteln, wie sie persönlich im Musikstudium ihre Resilienz aufrechterhalten und positive Voraussetzungen für einen gelingenden Entwicklungsprozess im Musikstudium schaffen können.

Sitzung	Thema
1	Einführung – Was ist Resilienz und wofür ist sie gut?
2	Ressourcen – Innere Stärke
3	Selbstwirksamkeit – „Wieviel traue ich mir zu?“
4	Selbstfürsorge – „Was tue ich für mich?“
5	Umgang mit Stress – Stressbeschleuniger identifizieren
6	Empathie und soziale Unterstützung – „Wie gut fühle ich mich im Kontakt mit anderen?“
7	Selbstverwirklichung – „Wie blicke ich in die Zukunft?“
8	Die zehn Wege zur Resilienz
9	Abschlussgespräch in der Gruppe

*Tabelle 1: Seminarthemen des Lehrangebots: „Wie bleibe ich gesund und gut drauf? – Resilienzstrategien für Musiker*innen“ des Freiburger Instituts für Musikermedizin an der Hochschule für Musik Freiburg im Sommersemester 2022 (Dozentin Prof. Dr. Dr. C. Spahn)*

Das didaktisch-methodische Vorgehen enthielt Angebote auf der Ebene der emotionalen Sensibilisierung durch die literarische Form des Gedichts, der kognitiven Analyse und Umstrukturierung durch fachbezogene Impulse von seiten der Dozentin, der sozialen Interaktion durch den Austausch in der Gruppe, der praktischen Anwendung durch unterschiedliche Übungen sowie des Praxistransfers durch die Aufgabe, das Erlernte zwischen den Seminarstunden anzuwenden.

Als Eingangsimpuls wurde in jeder Sitzung ein Gedicht zum Thema der jeweiligen Seminarstunde aus *Erich Kästners Lyrischer Hausapotheke (1936)* ausgewählt und im Seminar vorgetragen. Eine angeleitete Diskussion in der Gruppe zur Interpretation des Gedichts sollte unterschiedliche Perspektiven auf das Thema eröffnen und zu einer Sensibilisierung führen. Diese diente einem nahtlosen Übergang in das Gruppengespräch, in dem Raum geschaffen wurde, persönliche Gedanken zum Thema Resilienz und Erfahrungen aus der zurückliegenden Woche auszutauschen. Durch die Dozentin wurden inhaltliche Impulse zum Thema der Stunde gegeben, teilweise wurden auch schriftliche Materialien verteilt. Anschließende praxisorientierte Empfehlungen – Anleitung von Übungen aus dem Bereich mentaler Techniken, Achtsamkeits- und Entspannungsübungen, Anregungen zur kognitiven Umstrukturierung u.a. – sollten den Praxistransfer unterstützen.

Aufgabenstellungen für die Zeit zwischen den Seminarterminen wurden so formuliert, dass sie die Teilnehmenden zur Selbstreflexion anregen und sie motivieren sollten, mit den Themen der Resilienz in Kontakt zu bleiben und sie im Alltag als Musiker*in umzusetzen. In der Abschlusssitzung sollten die „Zehn Wege zur Resilienz“ (Tabelle 2) die Inhalte des Seminars zusammenfassen und abrunden.

1	Bemühen Sie sich um soziale Beziehungen.
2	Betrachten Sie Krisen als überwindbare Probleme.
3	Akzeptieren Sie, dass Veränderung Teil des Lebens ist.
4	Streben Sie danach, Ihre Ziele zu erreichen.
5	Entschließen Sie sich zum Handeln.
6	Suchen Sie nach Möglichkeiten, um »sich selbst zu finden«.
7	Fördern Sie ein positives Selbstbild.
8	Betrachten Sie Situationen nüchtern.
9	Behalten Sie eine optimistische Erwartungshaltung bei.
10	Sorgen Sie für sich selbst.

Tabelle 2: Zehn Wege zur Entwicklung von Resilienz (American Psychological Association, 2011)

Format und Durchführung

Das Seminar zum Thema Resilienz wurde im Sommersemester 2022 als wöchentliche, einstündige Seminarsitzung durchgeführt. Es fanden neun Seminartermine statt; die erste Sitzung beinhaltete eine allgemeine und musiker*innenspezifische Einführung in den Themenbereich Gesundheit und Resilienz, in der letzten Sitzung wurden Erfahrungen im Rückblick auf das Semester in der Gruppe ausgetauscht und Rückmeldungen zum Seminar eingeholt (Tabelle 1).

Die Dozentin C. Spahn ist Professorin für Musikphysiologie & Musikermedizin an der Hochschule für Musik Freiburg und Fachärztin für Psychotherapeutische Medizin sowie Musikerin. Die Musikstudierende J. Schmirl begleitete das Seminar im Rahmen ihres Projektes im Minor Musikphysiologie (Bachelor of Music) und hielt zwischen den Seminarterminen den Kontakt mit den Teilnehmenden durch eine Messenger-Gruppe. Die Teilnehmenden hatten diesem Vorgehen mit einer schriftlichen Einverständniserklärung zugestimmt, ebenso der anonymen Verwendung ihrer Äußerungen zu wissenschaftlichen Zwecken. Für dieses Vorgehen wurde die Zustimmung der Ethikkommission des Universitätsklinikums Freiburg eingeholt, von der ein positives Votum vorliegt.

Teilnehmende

Die Nachfrage am Seminar war zu Beginn des Semesters so hoch, dass bei einer festgesetzten maximalen Teilnehmendenzahl von 20 Personen nicht alle interessierten Studierenden aufgenommen werden konnten. Einige Studierende brachten keine ausreichende Sprachkompetenz in Deutsch oder Englisch mit, die für den persönlichen Austausch in der Gruppe notwendig war, und erfüllten damit nicht die Voraussetzungen zur Teilnahme. Die Seminargruppe umfasste letztendlich 20 Studierende, die hinsichtlich Semesterzahl und Alter, Geschlecht, Studiengang und Hauptfach sowie nationaler Herkunft einen repräsentativen Querschnitt für die Studierenden der Hochschule für Musik Freiburg darstellten. Im Verlauf des Seminars gab es in jeder Sitzung Fluktuationen in der Teilnehmendenzahl und gegen Ende des Semesters war – aufgrund von Prüfungen und Orchesterprojekten – eine deutliche Abnahme zu beobachten. Eine Kerngruppe von 10 Studierenden nahm an allen Sitzungen des Seminars teil. Von diesen gab jeweils die Hälfte an, dem männlichen oder weiblichen Geschlecht anzugehören. Die eine Hälfte der Studierenden studierte im Bachelor, die andere Hälfte im Master Musik an der Hochschule für Musik Freiburg.

Forschungsmethodik

Die Teilnehmenden wurden vor (prä–Messung) und nach dem Seminar (post-Messung) mittels standardisierter Fragebogen zu den Bereichen allgemeines Wohlbefinden, Resilienz, Selbstwirksamkeit, Lebenszufriedenheit, psychische Gesundheit, Vitalität und Sinnhaftigkeit befragt. Von 9 Teilnehmenden konnten in einer verbundenen Stichprobe die prä- und post-Werte miteinander verglichen werden, 3 Teilnehmende füllten die Fragebogen ebenfalls zu beiden Zeitpunkten aus, nahmen jedoch nicht am Seminar teil. Sie wurden als Kontrollgruppe – wenn auch mit sehr geringer Anzahl – für die Berechnungen der Wirksamkeit des Seminars herangezogen.

Bei 10 Studierenden, die regelmäßig am Seminar teilgenommen hatten, wurde bei Seminarende eine Evaluation zum Seminar durchgeführt. Die Fragen und Ergebnisse hierzu sind im Abschnitt Ergebnisse dargestellt.

Fragebogeninstrumente

Bei der prä- und post-Messung wurden die im Folgenden dargestellten standardisierten Fragebogen eingesetzt.

WHO-5 (World Health Organization, 1998)

Der WHO-5 ist einer der am häufigsten verwendeten Fragebogen zur Bewertung des subjektiven Wohlbefindens. Die fünf Items des Fragebogens erstrecken sich auf die Bereiche Stimmung (gute Laune, Entspannung), Vitalität (Aktivität, frisch und ausgeruhtes Aufwachen) und generelle Interessen (Interesse an verschiedenen Aktivitäten). Es handelt sich um ein vielfach verwendetes Screening-Instrument für Depression in klinischen und außerklinischen Studien (Sischka et al., 2020). Die Aussagen des Fragebogens beziehen sich auf den Zeitraum der letzten zwei Wochen und werden auf einer 6er-Skala beantwortet (0 = „zu keinem Zeitpunkt" bis 5 = „die ganze Zeit"). Der additive Ergebniswert erstreckt sich zwischen 0 und 25. Ein höherer Wert indiziert ein besseres Wohlbefinden.

Connor-Davidson Resilience Scale (CD-RISC-10; Sarubin et al., 2015)

Die Connor-Davidson Resilience Scale (CD-RISC) misst Resilienz als Konstrukt (Conner & Davidson, 2003). In der vorliegenden Untersuchung wurde die deutsche Kurzversion mit 10 Items des ursprünglich aus 25 Items bestehenden Fragebogens verwendet (Sarubin et al., 2015). Die Aussagen wurden in dieser Studie auf einer 6er-Skala beantwortet (1 = „Ich stimme nicht zu" bis 7 = „Ich stimme völlig zu"). Die Gütekriterien der Kurzskala wurden testtheoretisch überprüft (Wollny & Jacobs, 2023) und zeigten eine interne Konsistenz von $\alpha = .81$ (Cronbachs alpha). Ein höherer Mittelwert bedeutet eine höhere Resilienz.

Selbstwirksamkeit (Schwarzer & Jerusalem, 1999)

Die Selbstwirksamkeit beschreibt die persönliche Einschätzung der eigenen Handlungsmöglichkeiten in spezifischen Situationen (Schwarzer & Jerusalem, 2002). Sie spiegelt die persönliche Zuversicht wider, bestimmte Anforderungen aufgrund der eigenen Fähigkeiten bewältigen zu können. Der Fragebogen zur allgemeinen Selbstwirksamkeit besitzt 10 Items, die auf einer 4er-Skala beantwortet werden (1 = „stimmt nicht" bis 4 = „stimmt genau"). Die Skala erfüllt die Gütekriterien standardisierter Tests, die internen Konsistenzen (Cronbachs alpha) liegen zwischen .80 und .90. Höhere Mittelwerte beschreiben einen höheren Grad an Selbstwirksamkeit.

Lebenszufriedenheit

Die aktuelle allgemeine Lebenszufriedenheit wurde mit einem Item abgefragt („Wie zufrieden sind Sie mit Ihrem Leben insgesamt?"), das auf einer 10-stufigen Skala (1 = „überhaupt nicht zufrieden" bis 10 = „vollkommen zufrieden") eingestuft wurde. Die Frage ist seit 1984 Teil des Sozio-Oekonomischen Panels (SOEP) in Deutschland. Vor der Corona-Pandemie lag der durchschnittliche Wert bei 7,4 (Bittmann, 2022). Während und nach der Pandemie fiel dieser Wert von 6,6 auf bis zu 5,9 ab (Benke et al., 2022).

Short Form Health Survey (SF-36; Morfeld et al., 2011)

Der SF-36 (Ware & Sherbourne, 1992; deutsche Version vgl. Morfeld et al., 2011) ist ein standardisierter Fragebogen zur Erfassung der gesundheitsbezogenen Lebensqualität. Er umfasst acht Dimensionen in individuellen Skalen zur subjektiven Gesundheit mit unterschiedlicher Itemanzahl. In der vorliegenden Untersuchung wurde die Skala Psychische Gesundheit (5 Items) und die Skala Vitalität (4 Items) verwendet. Die Items beschreiben verschiedene Gesundheitszustände und werden jeweils auf einer 5er-Skala (1 = „nie" bis 5 = „immer") in ihrer Häufigkeit des Auftretens innerhalb der letzten 4 Wochen bewertet. Höhere Mittelwerte der Skalen implizieren eine höhere gesundheitsbezogene Lebensqualität.

Sinnfragen (Eurofound, 2022)

Es wurden zwei Fragen aus dem Eurofound Fragebogen entnommen (vgl. Eurofound, 2022), die sich mit Aspekten des Sinns im Leben befassen. Dabei wurden die Items zum Zukunftsoptimismus („Ich sehe der Zukunft optimistisch entgegen") und zur empfundenen Sinnhaftigkeit des eigenen Tuns verwendet („Generell denke ich, dass sich das, was ich im Leben mache, lohnt"). Die Items wurden auf einer 5er-Skala (1 = „überhaupt nicht" bis 5 = „voll und ganz") beantwortet. Die durchschnittlichen Werte bei der deutschen Bevölkerung lagen 2020 bei 3,1 für den Zukunftsoptimismus und bei 3,8 für die empfundene Sinnhaftigkeit des eigenen Tuns[1].

Statistische Auswertung

Die Analyse der Daten wurde mit SPSS (Version 28, Armonk, NY, IBM Corp) durchgeführt. Der Vergleich zwischen prä- und post-Werten wurde mit t-Tests für verbundene Stichproben berechnet und es werden die einseitigen p-Werte berichtet. Für den Vergleich der Interventionsgruppe mit der Kontrollgruppe wurden Varianzanalysen (ANOVA) mit Messwiederholung eingesetzt. Das Signifikanzniveau wurde auf $p < 0.05$ gesetzt.

Ergebnisse

Erfahrungen aus Sicht der Dozentin

Die Studierenden zeigten insgesamt ein hohes Interesse am Thema Resilienz sowie auch an den einzelnen Seminarthemen und arbeiteten sehr motiviert und engagiert mit. Besonders lebhaft liefen die Gruppengespräche ab, in denen die Teilnehmenden sich sehr persönlich und offen untereinander austauschten. Immer wieder betonten sie, wie entlastend es sei, dass das Seminar Raum dafür biete, sich über Themen wie Stresserleben, Umgang mit Unsicherheiten u.a. persönlich auszudrücken und damit nicht allein zu sein. Der Mehrzahl der Teilnehmenden gelang es, während der Woche zwischen den Seminarsitzungen praktische Empfehlungen aus dem Seminar umzusetzen und/oder Inhalte aus dem Seminar zu reflektieren.

[1] https://www.eurofound.europa.eu/de/data/covid-19/quality-of-life (03.2023)

Seminarevaluation durch die Studierenden

Die Teilnehmenden gaben durchweg an, dass ihnen das Seminar außerordentlich oder sehr gefallen habe (Abbildung 1) und dass sie ein Seminar zum Thema Resilienz im Musikstudium außerordentlich oder sehr wichtig finden (Abbildung 2).

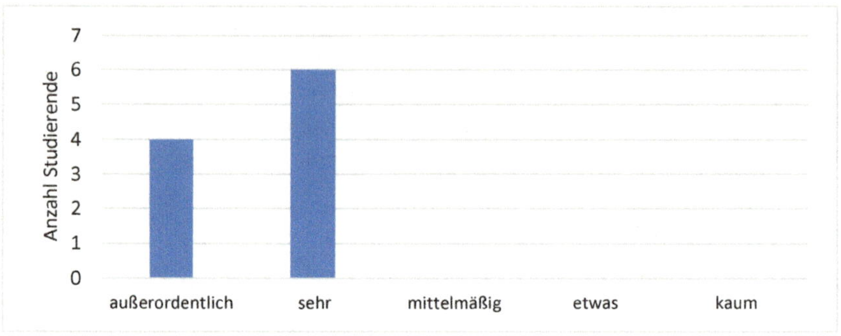

Abbildung 1: Einschätzungen der Teilnehmenden am Resilienz-Seminar (n=10) zur Aussage: „Mir hat das Resilienz- Seminar gefallen“

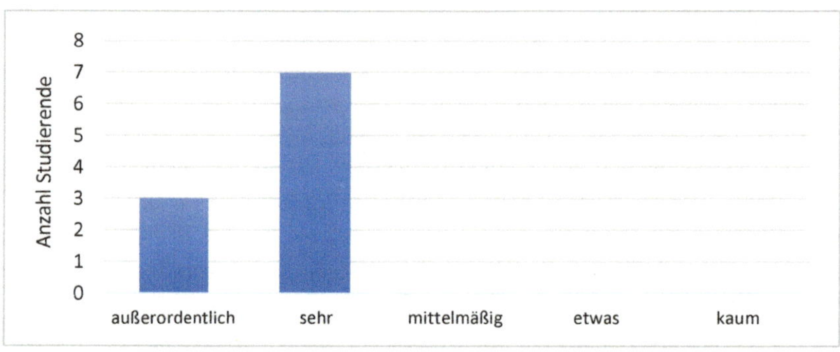

Abbildung 2: Einschätzungen der Teilnehmenden am Resilienz-Seminar (n=10) zur Frage: „Ich finde ein Seminar zum Thema Resilienz für Musikerinnen und Musiker sinnvoll“

Alle Seminarthemen wurden als sehr wichtig oder wichtig zur Verbesserung von Resilienz eingeschätzt. Als besonders wichtig ragten im Vergleich die Themen „Ressourcen - Innere Stärke“, „Selbstverwirklichung - Wie blicke ich in die Zukunft“ und die „Zehn Wege zur Resilienz“ heraus (Abbildung 3).

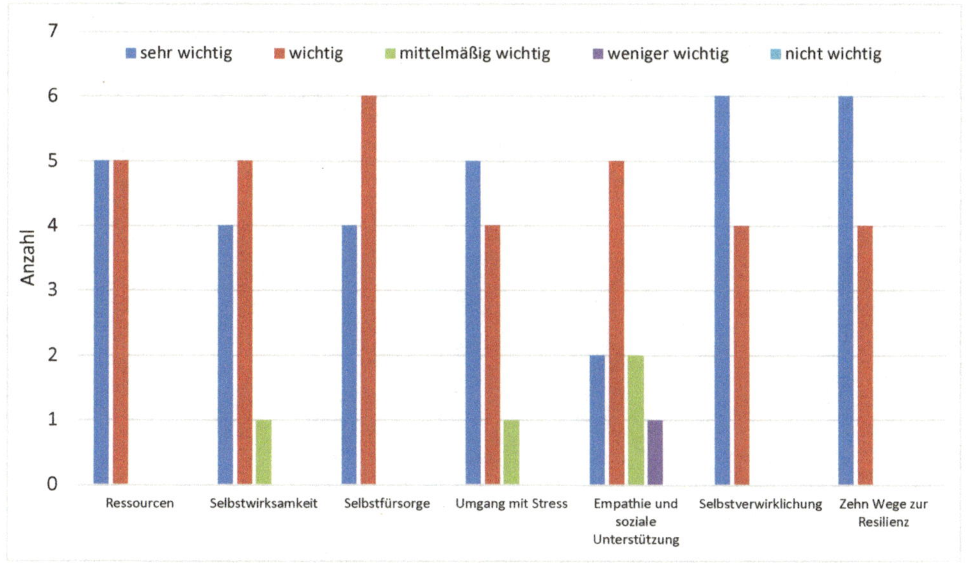

Abbildung 3: Einschätzungen der Teilnehmenden am Resilienz-Seminar (n=10) zur Frage: „Folgende Themen zur Verbesserung Ihrer Resilienz als Musikerin und Musiker haben Sie im Seminar kennengelernt. Bitte geben Sie jeweils an, wie wichtig es für Sie persönlich war, sich mit dem jeweiligen Thema im Seminar beschäftigt zu haben."

Hinsichtlich der didaktisch-methodischen Elemente wurden der Austausch in der Gruppe und die Beschäftigung mit den Gedichten als hilfreicher erlebt als die praktischen Übungen (Abbildung 4).

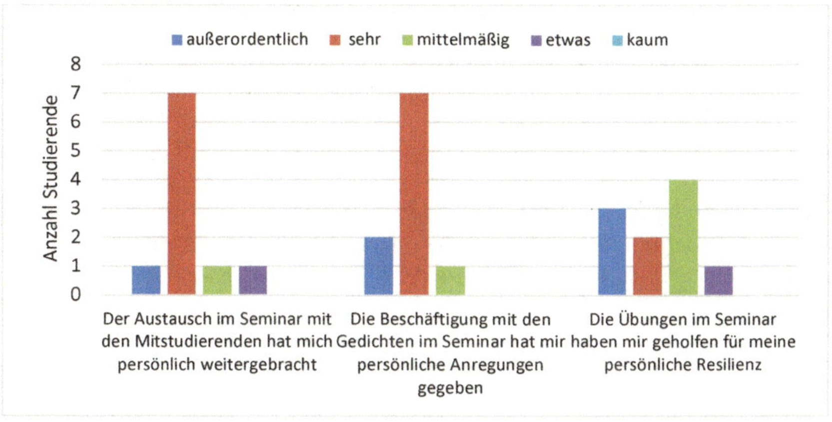

Abbildung 4: Einschätzungen der Teilnehmenden am Resilienz-Seminar (n=10) zu den didaktisch-methodischen Elementen in jeder Seminarstunde

Alle Teilnehmenden gaben an, dass sie vom Seminar für ihre Entwicklung mit dem Instrument/der Stimme etwas bis sehr profitiert hätten (Abbildung 5). Die Hälfte gab an, dass sie sehr profitiert hätte. Sieben Studierende äußerten sich inhaltlich dazu, woran sie dies in ihrer musikalischen Tätigkeit feststellen konnten. Die Antworten sind in Tabelle 3 aufgelistet.

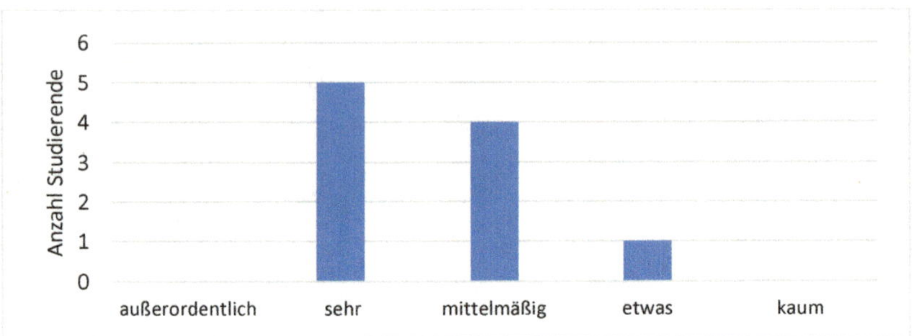

Abbildung 5: Einschätzungen der Teilnehmenden am Resilienz-Seminar (n=10) zur Frage: „Vom Seminar habe ich für meine Entwicklung mit dem Instrument/der Stimme profitiert"

Stud.	„Woran konnte ich dies in meiner musikalischen Tätigkeit feststellen?"
1	Stimme funktioniert wieder besser
2	Das Üben lief leichter ab, Auftritte werden gelassener angegangen
3	Dass ich, egal was war, immer mental cool geblieben bin
4	Ich habe festgestellt, dass die Stressbewältigung mir geholfen hat, eine stressige Zeit mit vielen Prüfungen, Probespielen zu überstehen.
5	Stress zu kontrollieren, ruhig bleiben und fokussiert
6	Motivation zu halten
7	Gefühl und Laune beim Üben, Selbstvertrauen beim Auftritt

Tabelle 3: Äußerungen der Studierenden zur Frage „Woran konnte ich in meiner musikalischen Tätigkeit feststellen, dass ich vom Resilienz-Seminar für meine Entwicklung mit dem Instrument/der Stimme profitiert habe?"

Prä-Post-Vergleich

Im Vergleich der prä- und post-Messwerte der standardisierten Fragebogen bei neun Studierenden zeigten sich signifikante Verbesserungen im allgemeinen Wohlbefinden, in der Resilienz, in der Selbstwirksamkeit sowie im Zukunftsoptimismus und in der empfundenen Sinnhaftigkeit des eigenen Tuns (Tabelle 4). Auch in den anderen Bereichen Lebenszufriedenheit, psychische Gesundheit und Vitalität zeigte sich eine Zunahme von der prä- zur post-Messung, die jedoch nicht das Signifikanzniveau erreichte.

	Prä-Messung Seminarbeginn Mittelwert (SD)	**Post-Messung Seminarende Mittelwert (SD)**	**Unterschied Signifikanz**
Allg. Wohlbefinden (WHO 5)	12,3 (4,9)	15,7 (4,3)	**p = 0,043**
Resilienz (CD-RISC-10)	4,0 (0,8)	4,6 (0,5)	**p = 0,006**
Selbstwirksamkeit	28,1 (4,0)	30,9 (2,9)	**p = 0,036**
Lebenszufriedenheit	6,1 (1,9)	7,8 (1,7)	p = 0,077
Psychische Gesundheit (SF 36)	49,4 (10,1)	58,3 (13,7)	p = 0,052
Vitalität (SF 36)	48,6 (10,7)	52,1 (9,4)	p = 0,192
Zukunftsoptimismus	2,9 (1,3)	4,0 (0,9)	**p = 0,011**
Sinnhaftigkeit	3,6 (1,0)	4,4 (0,9)	**p = 0,043**

Tabelle 4: Prä- und Post-Messwerte aus den standardisierten Fragebögen bei n=9 Teilnehmenden des Seminars (hervorgehoben: p < 0.05)

Unter Hinzunahme der Studierenden, welche die Kontrollgruppe (n=3) bildeten, zeigten sich signifikante Interaktionen zwischen Seminar- und Kontrollgruppe in der Resilienz (p = 0,048), dem Zukunftsoptimismus (p = 0,033) und in der Sinnhaftigkeit des eigenen Tuns (p = 0,038) zwischen Seminarbeginn und Seminarende (Abbildung 6), hinsichtlich des Allgemeinen Wohlbefindens, der Selbstwirksamkeit, der Lebenszufriedenheit, der psychischen Gesundheit und der Vitalität waren die Interaktionseffekte nicht signifikant.

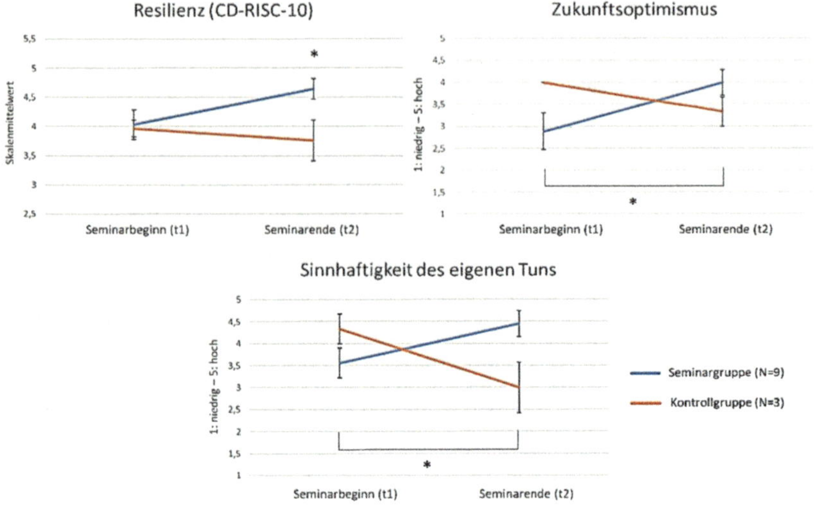

Abbildung 6: Signifikante Interaktionen zwischen Seminargruppe (n=9) und Kontrollgruppe (n=3) in den Prä- und Post-Messwerten in Resilienz (CD-Risc-10), Zukunftsoptimismus und Sinnhaftigkeit des eigenen Tuns.

Diskussion

Bei den Studierenden zeigte sich insgesamt ein großes Interesse am Thema Resilienz, das sich sowohl in der Inanspruchnahme des Seminarangebots als auch im Interesse der Seminarteilnehmenden und ihrer lebhaften Beteiligung in den Seminarsitzungen ausdrückte. Dabei unterschieden sich die Studierenden in der Gesamtgruppe nicht hinsichtlich ihrer Studiengänge – Bachelor oder Master – oder hinsichtlich ihrer Hauptfächer, Nationalitäten oder ihres Geschlechts. Fehlzeiten im Seminar resultierten aus organisatorischen Gründen – parallele Orchester- oder Chorprojekte, Probespiele, Prüfungen etc. –, nicht aus persönlichen Gründen.

Die Studierenden, die regelmäßig am Seminar teilgenommen hatten und um eine Evaluation gebeten worden waren, gaben an, dass ihnen das Lehrangebot sehr gefallen habe und dass sie ein Lehrangebot zum Thema Resilienz sehr sinnvoll finden. Die Einschätzung dieser Studierenden, dass der Austausch untereinander und die Beschäftigung mit den Gedichten Erich Kästners besonders hilfreich gewesen seien, deckt sich mit der Beobachtung der Dozentin. Beide didaktisch-methodischen Elemente waren stark interaktiv und boten Raum für persönliche Mitteilungen. Das Gedicht zu Beginn der

Stunde erfüllte sehr gut seine Funktion als „opener", indem bei der Interpretation des Gedichttextes in offener Weise auch persönliche Erfahrungen eingebracht werden konnten. Dass diese interaktiven Elemente des Unterrichts sogar als anregender für die Resilienz erlebt wurden als der Anteil an praktischen Übungen, unterstreicht das große Bedürfnis der Studierenden, sich über persönliche Themen wie Stresserleben, Unsicherheit bezüglich der eigenen Leistung, Zukunftsängste u.a. austauschen zu können. Eine wichtige Rolle spielte im Seminarsetting vermutlich auch, dass ein geschützter Raum geschaffen wurde, der Offenheit und persönliches Engagement förderte. Zu Seminarbeginn wurde von der Seminarleiterin betont, dass alle Teilnehmenden sich mit Respekt und Anteilnahme begegnen und dass persönliche Äußerungen innerhalb der Teilnehmendengruppe gegenüber Dritten vertraulich behandelt werden sollen. Im Laufe des Semesters ließ sich trotz der Teilnehmendenfluktuation eine zunehmende Gruppenkohäsion beobachten. Soziales Miteinander und gegenseitige Unterstützung hatten sich auch in der Interviewstudie von O'Donnell (2020) als wichtiger Faktor für Resilienz bei den von ihm befragten Musizierenden im klassischen Bereich gezeigt.

Die Beschäftigung mit Resilienz wirkte sich nach Einschätzung der Befragten auch positiv auf ihre Musizierpraxis aus. Die Aussagen der sieben Studierenden erstrecken sich auf die Bereiche Üben, Auftreten und Stressbewältigung im Allgemeinen. Das Üben gelang leichter, die Motivation konnte besser aufrechterhalten werden; Auftritte, Probespiele und Prüfungen wurden mit mehr Selbstvertrauen und Gelassenheit bewältigt; allgemein sank das Stresslevel und eine Person berichtet direkt von einer Verbesserung ihrer Stimmfunktion. Die Aussagen der Studierenden geben einen Hinweis darauf, dass sich resilientes Verhalten auch direkt auf die Inhalte und Anforderungen des Musikstudiums auswirkt. Diese Erfahrung erscheint besonders wichtig, da sie den Zusammenhang zwischen Resilienz, psychischer Gesundheit und verbesserter Studierfähigkeit im Musikstudium unterstreicht.

Die Auswertung der prä-post-Messungen zu Beginn und am Ende des Seminars mittels standardisierter Fragebogen ergab in allen Outcome-Kriterien wie Allgemeinem Wohlbefinden, Resilienz, Selbstwirksamkeit, psychischer Gesundheit und Vitalität, Zukunftsoptimismus und Sinnhaftigkeit einen Anstieg, der positive Effekte des Seminars vermuten lässt. Bei Allgemeinem Wohlbefinden, Resilienz, Selbstwirksamkeit, Zukunftsoptimismus und Sinnhaftigkeit war dieser Anstieg signifikant innerhalb der Teilnehmendengruppe, bei Resilienz, Zukunftsoptimismus und Sinnhaftigkeit war er zusätzlich signifikant in Interaktion mit der Kontrollgruppe. Diese Ergebnisse müssen wegen der geringen Stichprobenzahl der Seminargruppe (n=10) und der Kontrollgruppe (n=3) natürlich mit großer Zurückhaltung interpretiert werden.

Die Studien von Joyce et al. (2018) und Antonini et al. (2021) konnten die Wirksamkeit achtsamkeitsbasierter und kognitiv-verhaltenstherapeutischer Interventionen zur Förderung von Resilienz nachweisen. Da beide Ansätze auch im hier vorgestellten Seminarkonzept enthalten waren, unterstützt dies die Validität der gemessenen Effekte.

Zusammenfassung

Resilienz ist angesichts der hohen Anforderungen im Musikstudium ein wichtiges Thema für Musikstudierende. Angebote zur Förderung von Resilienz im Musikstudium erscheinen sowohl zum Erhalt der psychischen Gesundheit als auch zur Verbesserung der Studierfähigkeit bei Musikstudierenden von zentraler Bedeutung. Das hier vorgestellte Seminarkonzept zur Förderung von Resilienz bei Musikstudierenden erwies sich sowohl hinsichtlich der Inanspruchnahme als auch der Evaluation durch die Teilnehmenden als sehr erfolgreich. Im Mittelpunkt des didaktisch-methodischen Vorgehens stand die Förderung des persönlichen Austauschs zwischen den Studierenden. Der Praxistransfer enthielt achtsamkeitsbasierte und kognitiv-verhaltensorientierte Übungselemente, die sich in anderen Untersuchungen als resilienzfördernd erwiesen hatten. Die hier bei einer kleinen Stichprobe beobachtete Wirkung des Seminars, Resilienz bei Musikstudierenden zu fördern, sollte weiter untersucht werden. Die Ergebnisse und Erfahrungen mit dem Lehrangebot können bereits jetzt dazu motivieren, entsprechende Angebote zur Förderung von Resilienz in die Lehre an Musikhochschulen zu integrieren.

Literatur

American Psychological Association (2011). The Road to Resilience. Washington DC: American Psychological Association. http://www.apa.org/helpcenter/road-resilience.aspx

Antonini, P.R., Schwab, L., & Biasutti, M. (2021). Effects of Physical Activity and Mindfulness on Resilience and Depression During the First Wave of COVID-19 Pandemic. Front. Psychol.12:700742. doi: 10.3389/fpsyg.2021.700742

Antonovsky, A. (1987). Unraveling the Mystery of Health. How People Manage Stress and Stay Well, Jossey-Bass, San Francisco.

Bengel, J., & Lyssenko, L. (2012). Resilienz und psychologische Schutzfaktoren im Erwachsenenalter. Stand der Forschung zu psychologischen Schutzfaktoren von Gesundheit im Erwachsenenalter, Forschung und Praxis der Gesundheitsförderung, Bd. 43, Bundeszentrale für gesundheitliche Aufklärung, Köln.

Benke, C., Autenrieth, L.K., Asselmann, E. et al. (2022). One year after the COVID-19 outbreak in Germany: long-term changes in depression, anxiety, loneliness, distress and life satisfaction. Eur Arch Psychiatry Clin Neurosci. https://doi.org/10.1007/s00406-022-01400-0

Bittmann, F. (2022). How Trust Makes a Difference: The Impact of the First Wave of the COVID-19 Pandemic on Life Satisfaction in Germany. Applied Research Quality Life, 17, 1389-1405. https://doi.org/10.1007/s11482-021-09956-0

Bullinger, M. (2000). Erfassung der gesundheitsbezogenen Lebensqualität mit dem SF-36-Health Survey. Bundesgesundheitsbl - Gesundheitsforsch – Gesundheitsschutz, 43, 190-197. https://doi.org/10.1007/s001030050034

Connor, K.M. & Davidson, J.R.T. (2003). Development of a new resilience scale: The Connor-Davidson Resilience Scale (CD-RISC). Depression and Anxiety, 152, 76-82.

Eurofound (2022). Fifth round of the Living, working and COVID-19 e-survey: Living in a new era of uncertainty, Publications Office of the European Union, Luxembourg.

Hu, T., Zhang, D., & Wang, J. (2015). A meta-analysis of the trait resilience and mental health. Personality and Individual Differences, 76, 18-27. doi:10.1016/j.paid.2014. 11.039

John, E., Ware, Jr., & Sherbourne, C.D. (1992). The MOS 36-Item Short-Form Health Survey (SF-36): I. Conceptual Framework and Item Selection. Medical Care, 30 (6), 473-483.

Joyce, S., Shand, F., Tighe, J., et al. (2018). Road to resilience: a systematic review and meta-analysis of resilience training programmes and interventions. BMJ Open 2018;8:e017858. doi:10.1136/bmjopen-2017-017858

Kegelaers, J., Schuijer, M., & Oudejans, R.D. (2020). Resilience and mental health issues in classical musicians: A preliminary study. Psychology of Music, 49(5), 1273–1284. DOI: 10.1177/0305735620927789

Morfeld, M., Kirchberger,I., & Bullinger, M. (2011) SF-36 Fragebogen zum Gesundheitszustand. Deutsche Version des Short Form-36 Health Survey, Hogrefe-Verlag, Bern.

O'Donnell, H. (2020). Investigating the contributing factors to resilience in coping with adversity: A qualitative exploratory study of professional musicians in the context of COVID-19; Thesis. DOI: 10.13140/RG.2.2.14014.72007

Röhe, A. (2022). Was bedeutet Resilienz? In: Das resiliente Unternehmen - Die Krisen der Zukunft erfolgreich meistern. Springer Gabler, Berlin, Heidelberg. https://doi.org/10.1007/978-3-662-64815-5_2

Sarubin, N., Gutt, D., Giegling, I., Bühner, M., et al. (2015). Erste Analyse der psychometrischen Eigenschaften und Struktur der deutschsprachigen 10- und 25-Item Version der Connor-Davidson Resilience Scale (CD-RISC). Zeitschrift für Gesundheitspsychologie, 23:3, 112-122.

Schwarzer, R., & Jerusalem, M. (1999). Skalen zur Erfassung von Lehrer- und Schülermerkmalen. Dokumentation der psychometrischen Verfahren im Rahmen der Wissenschaftlichen Begleitung des Modellversuchs Selbstwirksame Schulen. Berlin: Freie Universität Berlin.

Schwarzer, R., & Jerusalem, M. (2002). Das Konzept der Selbstwirksamkeit. In: Jerusalem, M., Hopf, D. [Hrsg.]. Selbstwirksamkeit und Motivationsprozesse in Bildungsinstitutionen. Zeitschrift für Pädagogik, Beiheft 44, Beltz, Weinheim, 28-53.

Sischka, P.E., Costa, A.P., Steffgen, G., Schmidt A.P. (2020). The WHO-5 well-being index – validation based on item response theory and the analysis of measurement invariance across 35 countries, Journal of Affective Disorders Reports, 1, 100020. https://doi.org/10.1016/j.jadr.2020.100020.

Spahn, C. (2015). Musikergesundheit in der Praxis. Henschel–Verlag, Leipzig.

Thun-Hohenstein, L., Lampert, K., & Altendorfer-Kling U. (2020). Resilienz – Geschichte, Modelle und Anwendung. Zeitschrift für Psychodrama und Soziometrie, 19:7-20. https://doi.org/10.1007/s11620-020-00524-6

Wollny, A.I., & Jacobs, I. (2023). Validity and reliability of the German versions of the CD-RISC-10 and CD-RISC-2. Current Psychology 42, 3437-3448. https://doi.org/10.1007/s12144-021-01670-2

World Health Organization (1998). Well-Being measures in primary health care: the DepCare Project. WHO Regional Office for Europe, Copenhagen

Wunsch, A. (2021). Resilienz - psychische Widerstandsfähigkeit in der Orchesterwelt, In: Mein erfolgreiches Orchester. Springer, Wiesbaden, 55-84. https://doi.org/10.1007/ 978-3-658-33235-8_4

Gesundheitsvermittlung im praxisorientierten Einzel- und Gruppenunterricht bei Musikstudierenden

Alexandra Türk-Espitalier

Die Förderung zur Gesundheit von Musikerinnen und Musikern im Musikstudium hat sich im Rahmen der Entwicklung des Faches Musikphysiologie in den letzten Jahren äußerst positiv entwickelt. So konnten entsprechende Lehrangebote an den meisten Musikhochschulen oder Musikuniversitäten in Deutschland und Österreich in der Lehre verankert werden. Die Autorin berichtet in diesem Beitrag über ihre langjährigen Erfahrungen in der praxisorientierten Lehre von Musikstudierenden vornehmlich an der Universität für Musik und Darstellende Kunst Wien (mdw).

Praxisorientierter Einzel- und Gruppenunterricht im Lehrcurriculum

Der praxisorientierte Unterricht im Thema Musiker*innengesundheit findet an der mdw als Einzelunterricht oder als Gruppenunterricht in der Kleingruppe bis zu 8 Personen statt. Sowohl der Einzel- als auch Gruppenunterricht eignen sich gut für den praktischen Unterricht, da auch 8 Personen noch problemlos von der Lehrperson supervidiert und korrigiert werden können. Der Unterricht in der Gruppe wird im Unterschied zum Einzelunterricht häufig als Einführungslehrveranstaltung eingesetzt, da er sich gut zur Vermittlung von Basiskompetenzen eignet. Gerade für Studierende der unteren Semesterstufen bietet die Kleingruppe ein niederschwelliges Angebot, um sich mit dem Thema Gesundheit vertraut zu machen. Im Einzelunterricht hingegen kann – vergleichbar wie im instrumentalen Einzelunterricht – individuell auf die Bedürfnisse und Fragen der Studierenden eingegangen werden. Der Einzelunterricht wird von Studierenden unterschiedlicher Semester wahrgenommen – von Erstsemesterstudierenden bis zu Studierender höherer Semester, die sich auf Probespiele und Wettbewerbe vorbereiten. Für eine qualitativ hochwertige und individuelle Förderung der Studierenden hat sich der Einzelunterricht an der mdw mittlerweile als unverzichtbar erwiesen.

Das folgende Fallbeispiel (1) veranschaulicht dies und es zeigt, wie planvoll und nachhaltig dieser Einzelunterricht ablaufen kann.

Fallbeispiel (1): Student S., 21 J., Hauptfach Oboe

S. meldete sich für den Einzelunterricht „Individuelle Atem- und Bewegungsarbeit" bei der Autorin an. Auf ihre Frage, mit welcher Motivation er in den Unterricht komme, antwortet er, dass in 1,5 Jahren eine interessante Orchesterstelle in einem bekannten Orchester frei werden würde und er sich gerne jetzt schon – parallel zu seinem Oboenunterricht – körperlich und mental darauf vorbereiten wolle. Die Autorin war erfreut, denn eine solche Zielsetzung und Willensstärke bei Studierenden kommt nicht so häufig vor. Sie erarbeitete daraufhin mit S. gemeinsam einen Übe- und Trainingsplan mit kurz,- mittel- und langfristigen Zielen und den entsprechenden Übungen. Diese umfassten den Aufbau und die Verbesserung physischer Grundlagen, spezifische Koordination mit dem Instrument und die Erarbeitung des passenden mentalen Mindsets. In Klassenvorspielen und Konzerten konnte er über die lange Zeit seine Leistung immer wieder überprüfen und die Übungen anpassen. Zusätzlich absolvierte er eine Lehrveranstaltung mit dem Schwerpunkt Probespieltraining. Natürlich gab es über die lange Zeit von 1,5 Jahren Hochs und Tiefs, aber grundsätzlich war S. immer motiviert und auf sein großes Ziel positiv fixiert. Als dann der Tag des Probespiels kam, gewann er am ersten Tag das Vorprobespiel, am darauffolgenden Tag das Hauptprobespiel und hat inzwischen auch sein Probejahr erfolgreich bestanden. Er kommt heute noch situativ bei Fragen, die den Körper und die Oboe betreffen, in den Einzelunterricht.

Unterrichtsziele und -inhalte

Hauptziel sowohl des Einzel- als auch Gruppenunterrichts ist die Aufklärung über und die Prävention von spielbedingten Beschwerden und Erkrankungen. Dies geschieht mithilfe von Information, Wissen und praktischen Übungen. Vor allem durch das Erlernen von geeigneten physischen und mentalen Übungen sollen die Studierenden Handlungskompetenzen erwerben, die es ihnen ermöglicht, Verspannungen, Schmerzen, Überlastung und Stresssymptome richtig einzuschätzen und ihnen entgegenzuwirken.

Die Übungen sind speziell auf die Anforderungen des jeweiligen Instruments beziehungsweise im Gruppenunterricht auf die Bedürfnisse von Streicher*innen, Bläser*innen oder Tasteninstrumentalist*innen ausgerichtet. Inhaltliche Schwerpunkte des Unterrichts sind die Themen Haltung und Bewegung am Instrument, Stand und Sitz sowie Schulung der Eigenwahrnehmung und des Körperbewusstseins. Weiterhin werden Entspannungs- und Konzentrationsübungen, die Ökonomisierung der Spieltechnik, das Üben nach physiologischen Gesichtspunkten und die musikalische Körpersprache gelehrt. Der Umgang mit Lampenfieber, spezifische Warm-Up-Programme, Konzertvorbereitung und Probespieltraining sowie Atemübungen runden die Inhalte ab.

Das Unterrichtsziel im Lehrcurriculum ist erreicht bei adäquater Mitarbeit und regelmäßiger Durchführung der Übungen sowie Auseinandersetzung mit der Thematik unabhängig vom kurzfristigen Erfolg zum Semesterende. Es wird mit „bestanden/nicht bestanden" bewertet.

Pflicht- versus Wahlfach und Motivation der Studierenden

Die Motivation der Studierenden ist bei Pflicht- und Wahlfachangeboten in der Regel unterschiedlich. Natürlich bringt ein Pflichtfach zwar eine gewisse Gefahr einer geringen Motivation als ein freiwilliges Wahlfach, aber es muss nicht automatisch so sein. Gerade für Studierende, die die Musiker*innengesundheit nicht kennen und ihren Nutzen auch nicht einzuschätzen wissen, ist der Pflichtfachunterricht eine gute Gelegenheit, sich damit auseinanderzusetzen. Die Erfahrung zeigt, dass die meisten Studierenden der Thematik nach dem Kennenlernen sehr positiv gegenüberstehen und dann in den freiwilligen Wahlfachunterricht wechseln. Viele Studierende, gerade Nicht-Muttersprachler*innen, sind von der Fülle der Lehrveranstaltungen an der Hochschule so überwältigt, dass sie den Überblick verlieren und nicht wissen, dass es bestimmte Lehrveranstaltungen überhaupt gibt oder sie berechtigt sind, sich dafür anzumelden. Durch Pflichtveranstaltungen werden sie jedoch sanft darauf gestoßen.

In Pflichtfächern hat man es als Lehrperson öfter mit Studierenden zu tun, die wenig Interesse an der Thematik haben. Das mag in der Vorlesung oder im Seminar noch angehen, aber im praktischen Unterricht können mangelnde Motivation und Mitarbeit die Lehrveranstaltung durchaus zäh werden lassen, denn praktische Übungen müssen mit einer gewissen Energie und einem Willen zur Verbesserung regelmäßig durchgeführt werden, um zu wirken. Mangelnde Mitarbeit ist in der Musiker*innengesundheit umso frustrierender, wenn man einige Jahre später genau dieselben Studierenden in der Sprechstunde wiederfindet, wo sie mit spielbedingten Beschwerden vorstellig werden, die – hätten sie damals mitgearbeitet – zu vermeiden gewesen wären. Hier zeigt sich deutlich das Problem der Primärprävention, nämlich fehlende Einsicht und Motivation für gesundheitsfördernde Handlungen auch dann, wenn noch kein Problem aufgetreten ist.

Die Motivation zur Mitarbeit im praxisorientierten Einzel- oder Gruppenunterricht im Wahlfach an der mdw ist in der Regel hoch und die Gründe, warum das Fach belegt wird, sind vielfältig. Der häufigste Grund sind akute oder chronische Schmerzzustände beim Musizieren. Danach folgt der Wunsch, instrumentenspezifische Übungen zu erlernen, damit bestimmte technisch oder musikalisch schwierige Stellen im Stück leichter bewältigt werden können. Ein konstruktiver Umgang mit Lampenfieber ist ein dritter, häufiger Grund, warum das Fach belegt wird.

Das folgende Fallbeispiel (2) zeigt, dass die Kombination von Pflichtlehre und individuellem praxisorientiertem Einzelunterricht als Wahlfach zu positiven Ergebnissen führen kann – sowohl aus organisatorischen als auch sprachlichen und informativen Gründen.

Fallbeispiel (2): Student C., 22 J., Hauptfach Geige

*C. war in der Pflichtfachvorlesung Musikphysiologie inskribiert und fiel dort zuerst nicht weiter auf. Er war anwesend, ruhig, nicht uninteressiert, aber tat sich auch nicht besonders hervor. In der mündlichen Prüfung am Semesterende zeichnete er sich durch ungewöhnliche Transferfähigkeiten aus, indem er berichtete, wie er die Übungen aus dem Unterricht mit Übungen aus seinem Geigenunterricht selbst kombiniert hatte. Dies ist normalerweise nicht Teil von Gruppenlehrveranstaltungen. Er verglich die Übungen auch mit bestimmten Übungen aus seinem asiatischen Heimatland und war begeistert, was sich für interessante neue Aspekte in seinem Spiel ergeben hatten. Er erwähnte dann, dass es schön wäre, wenn man diese Dinge einmal gemeinsam direkt am Instrument betrachten könne. Die Autorin erwiderte daraufhin, dass diese Themen im Einzelunterricht Musiker*innengesundheit behandelt werden und er sich gerne dafür anmelden könne. C. war daraufhin erstaunt und erfreut gleichzeitig, denn er habe gar nicht gewusst, dass es Einzelunterricht gebe und er ihn belegen dürfe. Er habe noch sprachliche Schwierigkeiten, die Vollständigkeit der Angebote an der Uni zu erfassen und habe das nicht gewusst. Die Frage der Autorin, ob er dann im darauffolgenden Semester in den Einzelunterricht kommen wolle, bejahte er mit Freude.*

Rückmeldungen von Studierenden

An der mdw werden alle Lehrveranstaltungen in regelmäßigen Abständen von der Stabstelle Qualitätsmanagement mit Hilfe anonymer Fragebögen evaluiert. Die Rückmeldungen zu den Lehrveranstaltungen im Bereich Musiker*innengesundheit sind durchweg positiv. So berichten die Studierenden davon, dass sich ihre Schmerzen beim Spielen reduziert haben oder gänzlich verschwunden sind, sie einen besseren Umgang mit ihrem Körper und ihren

Ressourcen lernen und sie ihre Übezeit bewusster einteilen. Weiterhin werden das Erlernen der Entspannungsfähigkeit und der konstruktive Umgang mit Stressoren als sehr wichtig von den Studierenden bewertet. Besonders positiv wird regelmäßig das Eingehen auf individuelle Fragestellungen gesehen.

Ausblick

An der mdw hat der Bereich Kunst und Gesundheit einen hohen Stellenwert und wird von der Leitungsebene sehr unterstützt. Dadurch ist das Fach Musikphysiologie an der Universität präsent und die Außenwirkung sehr positiv. Dazu tragen auch Sonderveranstaltungen wie der Gesundheitstag oder Initiativen zur allgemeinen Gesundheitsförderung bei. Der postgraduale Lehrgang Musikphysiologie, der seit 2017 besteht und von der Autorin geleitet wird, wird ebenso sehr positiv angenommen. Neben Teilnehmer*innen aus Österreich und Deutschland haben bereits viele Lehrende der mdw selbst den Lehrgang absolviert. Diese Personen integrieren nun musikphysiologische Inhalte in ihren Hauptfachunterricht, so dass die Studierenden dieser Klassen ganz selbstverständlich damit arbeiten.

Aus Sicht der Autorin wäre es in Zukunft allgemein sinnvoll, Lehrangebote zur Musiker*innengesundheit an Musikhochschulen noch stärker als Pflichtlehrveranstaltungen zu verankern. Darüber hinaus sollte der praxisorientierte individuelle Einzelunterricht noch detaillierter auf die einzelnen Instrumentengruppen abgestimmt werden, um Lücken zu schließen. Die Studierenden wiederum sollten entsprechend ihres vorhandenen Vorwissens abgeholt und ermutigt werden, sich mit der Thematik Musiker*innengesundheit auseinanderzusetzen.

Psychosoziale Belastungen und gesundheitsfördernde Didaktik im Medizin- und Musikstudium

Edgar Voltmer und Claudia Spahn

In diesem Beitrag werden die spezifischen Studienbedingungen und Belastungen von Medizinstudierenden in den Blick genommen. Ein Vergleich mit den Studienanforderungen bei Musikstudierenden verdeutlicht die Spezifika des Musikstudiums und relativiert gleichzeitig die Anforderungen, denen Musikstudierende ausgesetzt sind.

Psychosoziale Belastungen bei Studierenden

Aktuelle empirische Untersuchungen machen deutlich, dass die Zeit des Studierens mit erheblichen psychosozialen Belastungen verbunden ist (Herbst, Voeth, Eidhoff, Müller & Stief, 2016; TK, 2015). In einer repräsentativen Umfrage des Forsa Instituts bei Studierenden aller Fachgruppen gaben 44% an, dass sie sich durch Stress erschöpft fühlten; Studentinnen mit 54% deutlich häufiger als ihre männlichen Kommilitonen (35%). An der Spitze von Symptomen, die dem psychosomatischen Formenkreis um Stress und Belastung zuzuordnen sind, stehen Kopfschmerzen, Rückenschmerzen, Konzentrationsstörungen und Schlafprobleme. Auch hier sind Frauen (f) stärker betroffen als Männer (m) (Kopfschmerz f 62%/ m 34%, Rückenschmerzen 48%/33%, Konzentrationsstörungen 24%/18%, Schlafprobleme 33%/22% Tinnitus 11/10%; Abbildung 1; TK, 2015). Angesichts eines zunehmend hohen Frauenanteils in den meisten Studienfächern – in der Medizin von bis zu 70% – erscheint es wichtig, diesen Unterschied in der Planung von Lehre oder Förderung von Gesundheit zu berücksichtigen.

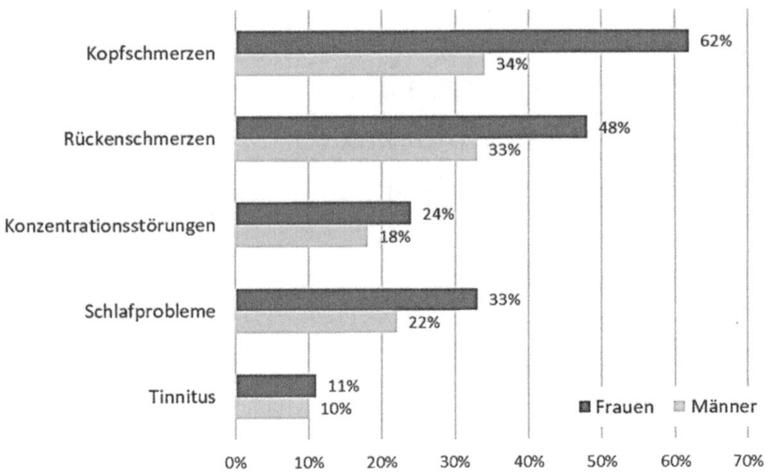

Abbildung 1: Angaben von Beschwerden bei Studierenden (N=1000) aller Fachbereiche nach Geschlecht (TK, 2015)

Medizin- und Musikstudierende

In einer Studie an sieben US-amerikanischen Universitäten wiesen fast die Hälfte der Medizinstudierenden Zeichen von Burnout und Depression auf. Ein Viertel hatte bereits ernsthaft über Suizid nachgedacht (Dyrbye et al., 2008). Ein zunehmender Anteil eines burnoutgefährdeten Risikomusters einhergehend mit der Abnahme eines gesunden Verhaltens- und Erlebensmusters konnte auch für deutsche Medizinstudierende – insbesondere während des vorklinischen Studienabschnittes – belegt werden (Voltmer, Obst, & Kötter, 2019). Untersuchungen zeigen jedoch, dass auch Studierende von MINT-Fächern ebenfalls gesundheitliche psychosoziale Belastungen aufweisen (Voltmer et al., 2019).

Ähnliche Ergebnisse fanden sich auch bei Musikstudierenden (Ginsborg et al., 2012; Spahn, 2006). Im Unterschied zu den Studierenden der oben genannten Studienfächer stellen bei Musikstudierenden die körperlichen Belastungen durch das Üben des Instruments einen spezifischen gesundheitlichen Risikofaktor dar. Hier finden sich insbesondere im ersten Studienjahr und im weiteren Verlauf des Studiums bei circa zwei Drittel der Studierenden Schmerzsyndrome der oberen Extremitäten und Rückenschmerzen durch Überlastung und mangelnden körperlichen Ausgleich (vgl. Nusseck et al., in diesem Band).

Ein Vergleich der Einstellungen zum Studium in den Studienspezifischen Verhaltens- und Erlebensmustern (AVEM, Schaarschmidt & Fischer, 2008) zeigte bei den Musikstudierenden im Verglich zu den Medizinstudierenden – sowie den in dieser Studie ebenfalls untersuchten Psychologie- und Sportstudierenden – eine signifikant niedrigere Distanzierungsfähigkeit zum Studienfach (Spahn, 2006). Dies weist einerseits auf eine starke positive Identifizierung mit dem Studieninhalt bei den Musikstudierenden hin, jedoch gleichzeitig auf das Risiko, durch mangelnde Distanzierung zu wenig Erholungsphasen im Studium einzuplanen.

Prüfungen als Stressverursacher

Fragt man nach den Ursachen für die Belastung der Studierenden unterschiedlicher Fächer, so wird u.a. aus der schon vorgestellten Untersuchung des Forsa Instituts deutlich, dass Prüfungen einen der größten Stressoren für Studierende darstellen – für Frauen mit 58% stärker als für Männer mit 46%. Nimmt man die Angst vor schlechten Noten (33%/19%) noch hinzu, so unterstreicht dies die Bedeutung von Prüfungen (TK, 2015).

Auch die Ergebnisse einer qualitativen Untersuchung bei Medizinstudierenden bestätigten diesen Befund. Häufige Testate und Klausuren, deren Noten oft nicht die praktische Relevanz widerspiegeln sowie eine moralische Überhöhung in Aussagen von Dozierenden, dass Nicht-Wissen Leben kosten kann, werden als sehr belastend empfunden (Kötter, Pohontsch, & Voltmer, 2015).

Es gibt eine Vielzahl von Untersuchungen über Stress in Examenssituationen, die deutlich machen, dass Stress sich in mentalen Prozessen niederschlägt und dass er auf der physiologischen Ebene mit Biomarkern nachgewiesen werden kann (Ng, Koh, & Chia, 2003; Singh et al., 2012). In einer Untersuchung von Kamezaki et al. (2012) an 28 gesunden Medizinstudierenden ergaben sich ansteigende Level an Cortisol vor dem Examen und eine deutliche Erholung danach. Für weitere 13 von 44 untersuchten Immunmodulatoren ergaben sich ebenfalls signifikante Zusammenhänge mit Stress.

Eine zu starke Aktivierung führte eher zu einer Verschlechterung der Performance in Prüfungssituationen (Hembree, 1988; Seipp 1991). In einer Studie von Cohen und Khalaila (2014) an 83 Pflegestudierenden wurde deutlich, dass geringerer Stress mit besserer Leistung korreliert war. In der Untersuchung von Ng et al. (2003) korrelierte ein höherer Stresslevel mit höherem Cortisol und signifikant niedrigeren Prüfungspunktzahlen. Andere Untersuchungen belegen entsprechend, dass erhöhte Cortisolspiegel einen ungünstigen Einfluss auf die Behaltensleistung haben kann (de Quervain et al. 1998; Kirschbaum et al. 1996). Befunde belegen, dass unter Stressbedingungen zunächst Nebenaufgaben im Gegensatz zur Hauptaufgabe nicht mehr so gut bewältigt werden können (Eysenck, 1982). Insgesamt führt dies zu einer stärkeren Beanspruchung der Ressourcen mit konsekutiv früherer und stärkerer Erschöpfung, wie sie sich dann z.B. im Burnoutsyndrom zeigt. Die Anzahl an Prüfungen und Klausuren erscheint daher bei Überschreiten der Belastungsgrenze als problematischer Einflussfaktor für eine gute Leistung bei guter Gesundheit.

Didaktik und Gesundheit

Für die bisher aufgeführten Einflussfaktoren für Stress im Studium besteht ein wichtiger Zusammenhang mit dem Faktor Lehre. Lehre an Universitäten wird vorrangig unter dem Aspekt der Wissensvermittlung betrachtet. Erkenntnisse über die Bedeutung von pädagogischer und didaktischer Methodenkompetenz für Motivation, Leistungsbereitschaft und -fähigkeit der Studierenden setzen sich insbesondere in der Lehre an Medizinischen Fakultäten erst allmählich durch. In Bezug auf die Lernmotivation besteht implizit nicht selten die Einschätzung, dass diese entweder vorhanden sein oder mitgebracht werden sollte, oder dass sie durch kontinuierlichen Prüfungsdruck erzeugt bzw. aufrechterhalten werden muss. Lernmotivation als mögliches Ergebnis einer entsprechend angelegten Lehrdidaktik ist dagegen weniger im Bewusstsein der Lehrenden. Ebenso gehört das Verständnis, dass diese Lehrkompetenzen Einfluss auf Wohlbefinden und Gesundheit von Studierenden haben können, nicht an allen Universitäten in Deutschland zum allgemeinen Standard.

Theorien: Motivation versus Kontrolle

Bereits in den 1960er Jahren beschrieb McGregor zwei unterschiedliche Managementtheorien bzw. Führungsphilosophien der Motivation von Beschäftigten.

Bei der sogenannten X-Theorie wird davon ausgegangen, dass durchschnittliche Mitarbeitende wenig motiviert sind, dass sie die Arbeit ablehnen und versuchen so wenig wie möglich zu tun. Daraus folgen für das Führungsverhalten strenge Vorschriften und Kontrolle. Die Arbeitnehmer*innen wiederum zeigen gemäß der X-Theorie in der Folge ein passives Arbeitsverhalten, das zu Verantwortungsscheu und Verlust von Initiative führt. Damit bestätigt sich die Ausgangsannahme in einem sich selbst verstärkenden Regelkreis.

Die Y-Theorie geht davon aus, dass Mitarbeitende das tun, was für die Organisation gut ist, sofern ihnen Gelegenheit dazu gegeben wird. Die Führungskräfte ermöglichen in diesem Modell Handlungsspielraum und Selbstkontrolle, die wiederum ein aktives Engagement für die Arbeit fördern. Dies führt auf Seiten der Mitarbeitenden zu Eigeninitiative und zur Bereitschaft, Verantwortung zu übernehmen und bestätigt ebenso die Ausgangsannahme (McGregor, 1960).

Gerade im Zusammenhang mit dem Einsatz von Prüfungen lassen sich die genannten Theorien auch auf den akademischen Bereich anwenden.

Entsprechend der X-Theorie würden Prüfungen und Testate als Mittel der Kontrolle verwendet, um die gewünschten Arbeitsergebnisse sicherzustellen. Die Gefahr hierbei ist, dass Studierende dazu gebracht werden, hauptsächlich das zu lernen, was prüfungsrelevant erscheint und dass sie dementsprechend kein Interesse an fachübergreifenden oder frei gewählten Lehrangeboten zu zeigen scheinen. Hierin würden sich die von der X-Theorie beschriebenen Folgen der motivationalen Grundannahme und des daraus resultierenden Lehr- und Prüfungsverhaltens bestätigen.

Im Gegensatz zur X-Theorie und durchaus in Übereinstimmung mit der Y-Theorie formuliert die in den 1990er Jahren entwickelte Selbstbestimmungstheorie (Self-Determination Theory SDT; Deci & Ryan, 1993) die Grundannahme: „People are by nature active and engaged".

Gesundheitsfördernde Didaktik – Autonomieförderndes Lernen

In einem Aufsatz mit dem Titel „Optimizing Students' Motivation in the Era of Testing and Pressure" postulieren Deci und Ryan (2016) drei angeborene psychologische Bedürfnisse, die einen wesentlichen Einfluss auf die intrinsische und extrinsische Motivation haben:

1. Bedürfnis nach Kompetenz (competence),
2. Autonomie oder Selbstbestimmung (autonomy)
3. Soziale Eingebundenheit oder Zugehörigkeit (social relatedness)

Intrinsische oder extrinsische Motivation sind dabei nicht als dichotome Entitäten aufzufassen, sondern eher als multifacettiertes Kontinuum mit vielfältigen Übergängen (Ryan & Deci, 2020).

Ein Unterricht, der die genannten Grundbedürfnisse adressiert, ist u.a. charakterisiert durch

- eine Berücksichtigung der studentischen Perspektive
- ein Interesse und eine Wertschätzung der Gedanken, Gefühle und Handlungen der Studierenden
- Aktivitäten, die die psychologischen Bedürfnisse stärken und befriedigen
- die Begründung von Anforderungen
- eine verständigungsorientierte im Gegensatz zu einer druckausübenden Sprache
- das Zulassen auch des Ausdrucks von negativen Gefühlen und Anmerkungen von Studierenden und eine geduldige Reaktion darauf
- Unterstützung der Entwicklung von studentischer Motivation und der Fähigkeit zur autonomen Selbstregulation (Reeve, 2009; Reeve & Cheon, 2016).

Darüber hinaus belegen vielfaltige Befunde die Vorteile der Autonomieförderung, unter anderem im Hinblick auf eine günstigere Motivation, stärkere Beteiligung, einen nachhaltigeren Lernerfolg und ein gesteigertes Wohlbefinden (im Überblick Reeve & Cheon, 2021).

Im Gegensatz dazu ist ein kontrollierender Lehrstil gekennzeichnet durch Druck, die Lehrendenperspektive einzunehmen, Überformen von Gedanken, Gefühlen oder Handlungen Studierender, mit Ungeduld die „richtige" Antwort oder das richtige Verhalten zu produzieren sowie autoritäres Verhalten zur Abwehr von Unmutsäußerungen.

Empirische Befunde zu gesundheitsfördernder Didaktik

In der empirischen Überprüfung konnte gezeigt werden, dass ein Eingehen auf die Interessen und Lebensbezüge von Schüler*innen und Studierenden echte Neugier auf Inhaltsgebiete, eigenständiges Lernen und eine günstigere Selbsteinschätzung bei Schülern förderte „wenn ‚signifikante' Erwachsene das Autonomiestreben der Jugendlichen unterstützen und ihre innere Beteiligung zum Ausdruck bringen" (Deci, Koestner & Ryan, 1999). In einer Untersuchung von Grolnick und Ryan (1987) wurden der autonomieunterstützende und der kontrollierende Unterrichtsstil im Vergleich mit einer neutralen Kontrollgruppe untersucht. Im Ergebnis zeigte sich, dass die Gruppe mit dem autonomieunterstützenden Unterricht die besten Ergebnisse in Bezug auf das konzeptuelle Lernen und die langfristige Behaltensleistung sowie die niedrigsten Stresswerte zeigte. In der kontrollierenden Lernumgebung, die u.a. dadurch gekennzeichnet war, dass zu Beginn des Unterrichts angekündigt wurde, dass ein Test geschrieben und die Leistungen benotet würden, wurden dagegen die mit Abstand schwächsten Leistungen hinsichtlich des konzeptuellen Lernens und des langfristigen Behaltens erzielt und die höchsten Stresswerte gemessen. Die Ergebnisse dieser Studie konnten in anderen Studien repliziert werden (Kage & Namiki, 1990; Basten et al., 2014).

Bezogen auf die soziale Eingebundenheit bzw. Zugehörigkeit als drittes psychologisches Grundbedürfnis der Selbstbestimmungstheorie erscheint es für Studierende wichtig, in einen positiven Austausch mit relevanten Anderen - wie z.B. Kommilitoninnen und Kommilitonen oder Dozierenden - zu kommen, gerade wenn sie sich in einer neuen Umgebung orientieren. Das Gefühl der Zugehörigkeit hat große Auswirkungen auf die Frage von Kontrolle und selbstbestimmte Motivation. Dieses Gefühl von Verbindung wird nach Niemiec und Ryan (2009) stark befördert, wenn Studierende sich respektiert und anerkannt oder – noch persönlicher – sich gemocht und wertgeschätzt fühlen. Dies gilt sowohl in der Beziehung mit Dozierenden als auch mit Kommilitoninnen und Kommilitonen. Eine partizipative Unterrichtsgestaltung und Unterrichtselemente wie Team-based Learning, in denen stärker eine kollektive Kultur anstelle einer individualistischen (Einzelkämpfer-)Mentalität bzw. mehr ein Miteinander als ein Gegeneinander praktiziert wird, können die Einbindung und das Gefühl der Zugehörigkeit unterstützen und fördern.

Gesundheitsfördernde Effekte von autonomieförderndem Lernen

Autonomiefördernde Didaktik ist nicht nur durch gewünschte Effekte auf Motivation, Lern- und Behaltensleistungen gekennzeichnet, sondern wirkt sich auch auf Wohlbefinden und Gesundheit der Studierenden aus. Es konnte gezeigt werden, dass die Erfüllung der genannten psychologischen Grundbedürfnisse im Rahmen eines autonomiestützenden Unterrichts positiv mit Vitalität und Wohlbefinden und negativ mit depressiven oder Burnout-Gefühlen korreliert war. Ein kontrollierender Unterrichtsstil war dagegen stärker mit negativen Gefühlen und Burnout verbunden (Amoura et al., 2015). Auf der physiologischen Ebene konnte gezeigt werden, dass die Cortisolausschüttung als Indikator für Stress, bei kontrollierendem Unterricht höher war als bei autonomiefördemdem (Reeve & Tseng, 2011).

Gesundheitsfördernde Didaktik in der Praxis

Im Medizinstudium ist es trotz unterschiedlicher Reformbemühungen nicht gelungen, den zu bewältigenden Lernstoff zu priorisieren und auf ein Maß zu reduzieren, das ein Studieren ermöglicht, in dem eine Balance der Lebensbereiche und die gewünschte Freiheit der Beschäftigung nach Neigung und Interesse gefördert wird. Zu stark wirken die Partialinteressen der einzelnen Fächer und der Druck des exponentiellen Wissenszuwachses in Richtung von immer mehr zu bewältigendem Stoff gegenüber einer sachdienlichen Beschränkung.

Vergleichbar mit dieser Entwicklung kann im Musikstudium der wachsende Perfektionsanspruch und das zunehmende Anspruchsniveau an heutige Musikerinnen und Musiker gesehen werden. Körperliche Überlastungen von Musikstudierenden durch zu langes und ungesundes Üben resultieren so häufig aus einem Überforderungsgefühl, inneren und äußeren Ansprüchen nicht gerecht werden zu können und künftige Berufschancen zu gefährden.

In der konkreten Einführung des vorgestellten didaktischen Konzepts stellen sich auf dem Boden der bisherigen Ausführungen eine Reihe von Herausforderungen.

Wenn in einer hochkontrollierten Lernumgebung punktuell in einer Lernveranstaltung der Prüfungsdruck reduziert wird, ist die Wahrscheinlichkeit hoch, dass sich die Studierenden, erleichtert über die Entlastung in diesem Fach, nun den Fächern zuwenden, in denen der Druck unverändert aufrechterhalten wird. Diese verständliche Reaktion führt dann aber nicht selten zu Frustration bei den „Autonomieförderern", die beklagen, dass sich das studentische Engagement in ihrem Bereich verringert. Tatsächlich ist auch ein Abfall der Leistung in zentralen Folgeprüfungen (z.B. Physikum im Medizinstudium) nicht ausgeschlossen. Eine wichtige Voraussetzung zur Vermeidung solcher aversiven Effekte ist daher eine sorgfältige, metakommunikative Vorbereitung der Studierenden. Ihnen sollten die Grundlagen und Ziele eines autonomiefördernden Unterrichts vermittelt werden. Dabei sollte auch deutlich werden, dass mit der Entlastung auch eine größere eigene Verantwortung für das selbstbestimmte Lernen einhergeht. Noch aussichtsreicher für eine gelingende Umsetzung erscheint es jedoch, im Rahmen einer konzertierten strukturellen Einführung den Kreis der Beteiligten und Unterstützer so groß wie möglich zu erweitern, damit Ausweicheffekte weniger erforderlich und wahrscheinlich werden. Schon angesichts der eingangs erwähnten, von Studierenden empfundenen Belastungen erscheint eine solche Initiative im Sinne der Gesundheitsförderung der Studierenden notwendig. Dafür spricht zudem das Potential einer eher verbesserten Lern- und Leistungsentfaltung durch eine gesteigerte intrinsische Motivation. Die erhöhte Attraktivität von Lehreinrichtungen mit einem autonomiefördernden Konzept könnte darüber hinaus ein wichtiger Erfolgsfaktor im zu erwartenden Verteilungskampf der Bildungseinrichtungen um die geburtenschwachen Jahrgänge werden.

Literatur

Amoura, C., Berjot, S., Gillet, N., Caruana, S., Cohen, J., & Finez, L. (2015). Autonomy-supportive and controlling styles of teaching: Opposite or distinct teaching styles? Swiss Journal of Psychology, 74(3), 141-158.

Basten, M., Meyer-Ahrens, I., Fries, S., Wilde, M. (2014). The Effects of Autonomy-supportive vs. Controlling Guidance on Learners' Motivational and Cognitive Achievement in a Structured Field Trip. Science Education 98(6): 1033-1053. https://doi.org/10.1002/sce.21125

Cohen, M., & Khalaila, R. (2014). Saliva pH as a biomarker of exam stress and a predictor of exam performance. J Psychosom Res, 77(5), 420-425.

de Quervain, D. J., Roozendaal, B., & McGaugh, J. L. (1998). Stress and glucocorticoids impair retrieval of long-term spatial memory. Nature, 394(6695), 787-790.

Deci, E. L., Koestner, R., & Ryan, R. M. (1999). A meta-analytic review of experiments examining the effects of extrinsic rewards on intrinsic motivation. Psychol Bull, 125(6), 627-668; discussion 692-700.

Deci, E. L., & Ryan, R. M. (1993). Die Selbstbestimmungstheorie der Motivation und ihre Bedeutung für die Pädagogik. Zeitschrift für Pädagogik, 39(62), 224-236.

Deci, E. L., & Ryan, R. M. (2016). Optimizing Students' Motivation in the Era of Testing and Pressure: A Self-Determination Theory Perspective. In W. C. Liu, J. C. K. Wang & R. M. Ryan (Eds.), Building Autonomous Learners: Perspectives from Research and Practice using Self-Determination Theory (pp. 9-29). Singapore: Springer Singapore.

Dyrbye, L. N., Thomas, M. R., Massie, F. S., Power, D. V., Eacker, A., Harper, W., et al. (2008). Burnout and suicidal ideation among U.S. medical students. Annals of Internal Medicine, 149(5), 334-341.

Eysenck, M. W. (1982). Attention and Arousal: Cognition and Performance. New York: Springer.

Ginsborg, J., Spahn, C., Williamon, A. (2012). Health promotion in higher music education, in RAR MacDonald, G Kreutz, L Mitchell (eds.), Music, Health, and Wellbeing, Oxford University Press, 356-366.

Grolnick, W. S., & Ryan, R. M. (1987). Autonomy in children's learning: An experimental and individual difference investigation. Journal of Personality and Social Psychology, 52(5), 890-898.

Hembree, R. (1988). Correlates, Causes, Effects, and Treatment of Test Anxiety. Review of Educational Research, 58(1), 47-77. https://doi.org/10.2307/1170348.

Herbst, U., Voeth, M., Eidhoff, A. T., Müller, M., & Stief, S. (2016). Studierendenstress in Deutschland – eine empirische Untersuchung. Berlin: AOK-Bundesverband.

Kage, M., & Namiki, H. (1990). The effects of evaluation structure on children's intrinsic motivation and learning. Japanese Journal of Educational Psychology, 38, 36-45.

Kamezaki, Y., Katsuura, S., Kuwano, Y., Tanahashi, T., & Rokutan, K. (2012). Circulating cytokine signatures in healthy medical students exposed to academic examination stress. Psychophysiology, 49(7), 991-997.

Kirschbaum, C., Wolf, O. T., May, M., Wippich, W., & Hellhammer, D. H. (1996). Stress- and treatment-induced elevations of cortisol levels associated with impaired declarative memory in healthy adults. Life Sci, 58(17), 1475-1483.

Kötter, T., Pohontsch, N. J., & Voltmer, E. (2015). Stressors and starting points for health-promoting interventions in medical school from the students' perspective: a qualitative study. Perspect Med Educ, 4:189.

McGregor, D. (1960). The human side of enterprise. New York: McGraw-Hill.

Ng, V., Koh, D., & Chia, S.-E. (2003). Examination Stress, Salivary Cortisol, and Academic Performance. Psychological Reports, 93(3_suppl), 1133-1134.

Niemiec, C.P., Ryan, R.M. (2009). Autonomy, competence, and relatedness in the classroom. Applying self-determination theory to educational practice. Theory and Research in Education, 7(2), 133-144. DOI: 10.1177/1477878509104318

Reeve, J. (2009). Why Teachers Adopt a Controlling Motivating Style Toward Students and How They Can Become More Autonomy Supportive. Educational Psychologist, 44(3), 159-175.

Reeve, J., & Cheon, S. H. (2016). Teachers become more autonomy supportive after they believe it is easy to do. Psychology of Sport and Exercise, 22, 178-189.

Reeve, J. & Cheon, S. H. (2021). Autonomy-supportive teaching: Its malleability, benefits, and potential to improve educational practice. Educational Psychologist, 56(1), 54-77. https://doi.org/10.1080/00461520.2020.1862657

Reeve, J., & Tseng, C.-M. (2011). Cortisol reactivity to a teacher's motivating style: the biology of being controlled versus supporting autonomy. [journal article]. Motivation and Emotion, 35(1), 63-74.

Ryan, R. M., Deci, E. L. (2020). Intrinsic and extrinsic motivation from a self-determination theory perspective: Definitions, theory, practices, and future directions. Contemporary Educational Psychology, 61, 101860, https://doi.org/10.1016/j.cedpsych.2020.101860.

Schaarschmidt, U., & Fischer, A.W. (2008). AVEM – Arbeitsbezogenes Verhaltens- und Erlebensmuster. Pearson, Frankfurt, 3. Auflage

Seipp, B. (1991). Anxiety and academic performance: A meta-analysis of findings. Anxiety Research, 4(1), 27-41. https://doi.org/10.1080/08917779108248762.

Singh, R., Goyal, M., Tiwari, S., Ghildiyal, A., Nattu, S. M., & Das, S. (2012). Effect of examination stress on mood, performance and cortisol levels in medical students. Indian J Physiol Pharmacol, 56(1), 48-55.

Spahn, C. (2006). Gesundheit für Musiker – Entwicklung des Freiburger Präventionsmodells. Schriftenreihe des Freiburger Instituts für Musikermedizin (Hrsg. Spahn, C.) Freiburger Beiträge zur Musikermedizin, Projektverlag, Freiburg, Bochum, Band 1

TK. (2015). TK-CampusKompass. Umfrage zur Gesundheit von Studierenden. Hamburg: Techniker Krankenkasse.

Voltmer, E., Obst, K., & Kötter, T. (2019). Study-related behavior patterns of medical students compared to students of science, technology, engineering and mathematics (STEM): a three-year longitudinal study. BMC Med Educ, 19(1), 262.

Musik und Sport

Disziplinen im Spannungsfeld von Spitzenleistung und Gesundheit

Simone Spangler

Einleitung

Seit Beginn des 21. Jahrhunderts werden in der sportpsychologischen und musikphysiologischen bzw. musikermedizinischen Forschung zunehmend Parallelen und Gemeinsamkeiten zwischen Musiker*innen, Tänzer*innen und Athlet*innen vor allem im Hochleistungsbereich thematisiert (vgl. Mesagno et al., 2016; Yoshie et al., 2009). Die Disziplinen Musik und Sport zeichnen sich durch die Notwendigkeit jahrelangen Trainings und Übens von Kindheit an aus, um ein Fundament für spezifische Expertise spätestens im (frühen) Erwachsenenalter zu erlangen (Mesagno et al., 2016; Ericsson et al., 1993). Ist die physische Belastung bei den meisten Sportarten und im Tanz recht offensichtlich (Marathon, Tennis, Ballett etc.), so ist dies bei Musiker*innen nicht immer bereits auf den ersten Blick von außen nachvollziehbar. Mittlerweile gibt es jedoch Untersuchungen, die zeigen, dass Musiker*innen während beispielsweise eines Konzerts nicht nur künstlerische, sondern auch (neuro-)physiologische Höchstleistungen vollbringen (vgl. Schuppert & Altenmüller, 2018). Markante Schnittstellen zwischen den beiden Disziplinen Musik und Sport stellen unter anderem zielgerichtetes Üben bzw. Training, Auftritts- bzw. Wettkampfangst, Stress vor allem in Form von Leistungsdruck, sowie eine förderliche Umgebung und soziales Eingebundensein dar – alles grundlegende Faktoren, die die psychische und physische Belastbarkeit und die Leistungsfähigkeit der musischen oder sportlichen Expert*innen direkt beeinflussen (vgl. Mesagno & Beckmann, 2017; Mesagno et al., 2016).

Im modernen Spitzensportbereich spielen für die Optimierung von Trainings- und Wettkampfleistungen sowie -ergebnissen unter anderem eine professionelle sportpsychologische Betreuung (Beckmann & Elbe, 2011) und ein gezieltes Regenerationsmanagement (Meyer et al., 2016) eine wichtige Rolle.

So beinhaltet *Sportpsychologisches Training* (SPT) Bereiche wie Vorstellungs- und Konzentrationstraining, Entspannungs- und Aktivationsregulation, Motivationsregulation und gekonnte Zielsetzung (vgl. Engbert et al., 2017). In vielen Hochleistungsdisziplinen ist SPT in den (Trainings-)Alltag von Athlet*innen integriert und damit fester Bestandteil der Sportausbildung. Dies liegt nicht zuletzt an der Zusammenarbeit der Olympiastützpunkte (OSP), des Bundesinstituts für Sportwissenschaft (BISp) und der Olympischen Spitzenverbände mit ausgebildeten Sportpsycholog*innen, die die Kaderathlet*innen während ihrer Karriere begleiten. In der Musiker*innenausbildung finden diese Ansätze bisher noch zu wenig systematisierte Anwendung. Zwar gibt es an einer Vielzahl von Musikhochschulen Lehrangebote im Fach Musikphysiologie wie u.a. Körperorientierte Ansätze wie die Feldenkrais-Methode, Alexandertechnik oder Autogenes Training (Spahn, 2017) teils als fakultative, teils als verpflichtende Angebote. Nicht an allen Musikhochschulen jedoch ist die Bandbreite des Faches Musikphysiologie, welches definitionsgemäß alle gesunden physiologischen und psychologischen Vorgänge des Singens und Instrumentalspiels sowie deren Leistungsförderung und die Gesundheitsförderung der Musizierenden enthält, im Lehrangebot vertreten. Hier bereits von einer selbstverständlich etablierten und in der Instrumental- und Gesangspraxis selbstverständlich gewordenen „Ausbildungskultur" zu sprechen, die derlei Ansätze umfassend integriert, wäre zum jetzigen Zeitpunkt deshalb noch zu früh (Araújo & Spahn, 2022; Spahn, 2022; Schuppert & Altenmüller, 2018; vgl. Nusseck et al., 2017).

In diesem Beitrag werden daher Parallelen, Gemeinsamkeiten und Unterschiede zwischen beiden Domänen beleuchtet. Dies geschieht sowohl mit Verweisen auf einschlägige Fachliteratur und Quellen als auch auf der Basis eigenen Wissens und langjähriger professioneller Berufserfahrung in beiden Domänen als aktive und studierte Musikerin und Musik-/Instrumentalpädagogin, Athletin und Sportwissenschaftlerin im Leistungsbereich. Vor diesem Hintergrund soll die Auseinandersetzung mit diesen Themen dazu sensibilisieren, über die Sinnhaftigkeit und Übertragbarkeit gesundheits- und leistungsfördernder Maßnahmen aus dem Sport nachzudenken, welche gegebenenfalls in adaptierter Form für den Musikbereich in Betracht gezogen werden können. Im Folgenden werden die Bereiche Organisationsstrukturen im Leistungs- und Spitzensport, sportpsychologische Betreuung und Beratung sowie die Rolle eines professionellen Regenerationsmanagements kompakt vorgestellt, um sich dieser Thematik in ihrer Vielfalt anzunähern.

Organisationsstrukturen im Leistungs- und Spitzensport

Dieser Abschnitt beschäftigt sich mit ausgewählten Bereichen der Spitzenausbildung, die im Zusammenhang mit dem Thema Gesundheit und damit auch mit einer langfristigen Leistungs- und Berufsfähigkeit von Sportler*innen und Musiker*innen eine tragende Rolle spielen. Der Blick wird vor allem auf die Frage gelenkt, inwiefern die Musikausbildung von der Ausbildungsstruktur im Sport profitieren kann, d.h. welche Aspekte in adaptierter Form das Musikstudium bereichern könnten. Ein grundlegender Unterschied liegt zunächst in der Institutionalisierung der jeweiligen fachlichen Ausbildung beider Domänen. In der Musik übernehmen Universitäten und Hochschulen die Spitzenausbildung im Rahmen spezifischer Studiengänge mit künstlerischem oder künstlerisch-pädagogischem Schwerpunkt, während im Sport die Expertiseausbildung in der jeweiligen Sportart universitätsextern stattfindet: in Vereinen und Landes- bzw. Bundeskadern, mit der Unterstützung von Serviceeinrichtungen (z.B. Olympiastützpunkten), gesteuert durch Spitzenfachverbände und den Deutschen Olympiasportbund (DOSB), finanziert durch das Bundesministerium des Innern (BMI). Durch die Verortung der Ausbildung an Hochschulen werden die Musikstudierenden, anders als im Sport, simultan auf ihre künftigen und potenziellen Tätigkeits- und Erwerbsfelder vorbereitet und erhalten einen ersten berufsqualifizierenden Abschluss. Somit haben Musikstudierende die Möglichkeit, direkt nach dem Studium ins Berufsleben einzutreten. Wer sich im Sport hingegen auch fernab athletischer Höchstleistungen beruflich qualifizieren möchte, muss parallel zur Sportkarriere studieren oder eine Berufsausbildung durchlaufen, was ob der oftmals fehlenden Flexibilität von Unternehmen und Hochschulen bezüglich der Freistellung für beispielsweise Training und Wettkämpfe eine große Herausforderung darstellt. Zudem ist die sportliche Spitzenkarriere je nach Disziplin in vielen Fällen bereits weit vor der Lebensmitte beendet. So gibt es einige Sportarten, bei denen die Sportler*innen teils bereits nach dem Jugendalter an Leistungsfähigkeit gegenüber ihren jüngeren Konkurrent*innen verlieren (z.B. Gymnastik, Turnen), andere in den Jahren zwischen 20 und 30 (z.B. Schwimmen) und manche erst in den Jahren zwischen 30 und 40 (z.B. Fußball, Tanz, v.a. Ausdauersportarten). Präzisionssportarten wie etwa (Bogen-)Schießen oder Schach spielen hier eine Sonderrolle, denn auch sie sind bis ins höhere Alter durchaus im Elitekreis ausübbar. Das absehbare und vergleichsweise frühe Karriereende als Spitzenathlet*in zwingt die Sportler*innen geradezu dazu, sich frühzeitig Gedanken über die Wahl eines zusätzlichen oder alternativen Berufs zu machen. Aus dieser Perspektive heraus hat im Spitzensport in den letzten Jahren die Bedeutung der *Dualen Karriere* deutlich zugenommen und es sind verschiedene adäquate Umsetzungsmöglichkeiten und -grundlagen dafür geschaffen worden. Beim Prinzip der Dualen Karriere ergänzen sich die Ausübung des Spitzensports mit dem Studium oder der Berufsausbildung. Wichtiger Bestandteil sind hier spezielle Freistellungsklauseln/-abkommen zwischen Ausbildungsstätten (Hochschule bzw. Unternehmen) und Sportler*innen. Diese beinhalten vor allem die nötige zeitliche und organisatorische Flexibilität im Hinblick auf die individuelle Koordination von Studium bzw. Ausbildung und den athletischen Verpflichtungen wie Training, Wettkampf, Lehrgänge oder Untersuchungen. Zum Nachhaltigkeitsgedanken und Sinn der Dualen Karriere äußert sich Dirk Schimmelpfennig, Vorstand des Leistungssports im DOSB, wie folgt:

Die Thematik der Dualen Karriere sehen wir als eine der entscheidenden Regel-Reserven für die Gestaltung der Zukunft des deutschen Leistungssports an. Ein humanes Spitzensportsystem trägt mit seinen Partnern Verantwortung für die Chance der Entfaltung sportlicher Talente, für das Vorhalten von Rahmenbedingungen Richtung Weltspitze bei gleichzeitiger Ermöglichung potentialgerechter Bildungskarrieren und potentialgerechter Chancen von ehemaligen und noch aktiven Leistungssportlern auf dem Arbeitsmarkt. Ohne verbindlichere Regelungen für das Gelingen der Dualen Karrieren unserer talentiertesten Sportlerinnen und Sportler werden wir in der Mehrzahl der Sportarten im internationalen Maßstab langfristig nicht wettbewerbsfähig sein.[1]

Die Duale Karriere bietet also für Athlet*innen die Möglichkeit, auch nach der aktiven Leistungszeit den gewählten Beruf zu ergreifen und bereits während der sportlichen Karriere die jeweilige Ausbildung dafür zu beginnen.

In der Musik sieht dies in der Regel anders aus. Wer sich für ein Musikstudium entscheidet, entscheidet sich meistens auch für den Beruf Profimusiker*in. Da das professionelle Musizieren auf hohem Niveau grundsätzlich auch bis ins hohe Alter möglich ist, so es keine limitierenden Grunderkrankungen gibt (Spahn, 2015; Schuppert, 2014; vgl. auch SOK-Modell von Baltes & Baltes, 1990), ist die zwingende Notwendigkeit, sich während der Ausbildung zum*zur Profimusiker*in für einen weiteren Beruf zu qualifizieren, nicht in gleicher Weise gegeben wie im Sport. Auf den ersten Blick könnte man daher davon ausgehen, dass die Ausbildungsstruktur in der Musik hier im klaren Vorteil gegenüber dem Sport ist. Zum einen ist dies auch zutreffend, zum anderen hält jedoch das Gesamtpaket *Spitzensportausbildung – Duale Karriere* einen nicht zu unterschätzenden zusätzlichen Nutzen für Athlet*innen bereit, der auch für Musiker*innen im Hinblick auf Gesundheit und langfristige (Hoch-) Leistungsfähigkeit wertvoll oder sogar unverzichtbar sein könnte.

---

[1] https://www.duale-karriere.de/ueber-uns/, zuletzt abgerufen am 22.05.2023

Im Rahmen der Spitzensportausbildung gibt es an Olympiastützpunkten für die Spitzenathlet*innen beispielsweise Spezialförderungen in Form von trainingswissenschaftlicher, biomechanischer, psychologischer und medizinischer Grundbetreuung, die Bereiche wie Leistungsdiagnostik, Sportmedizin, Physiotherapie, Psychologie, Ernährung und Laufbahnberatung abdecken. Konkret bedeutet dies für Kaderathlet*innen unter anderem eine jährliche medizinische Grunduntersuchung mit sportartspezifischer und individueller Beratung und Betreuung, eine physiotherapeutische Betreuung an Bundesstützpunkten, regelmäßige individuelle Begleitung der Dualen Karriere- und Laufbahnplanung, psychologische Betreuung an den Bundesstützpunkten (Diagnostik, Grundlagen- und Fertigkeitstraining, Krisenintervention) und eine professionelle sportartspezifische und individuelle Ernährungsberatung.[2] Dies sind wichtige Förderbereiche für den Aufbau und den Erhalt von Leistungsfähigkeit und Gesundheit, gerade im Hochleistungsbereich. Hier wäre es sinnvoll zu analysieren, welche Serviceleistungen die Musikausbildung nachhaltig bereichern könnten oder unter Umständen sogar notwendig wären und inwiefern sich dies letztendlich auch umsetzen ließe. Aufgrund der Ähnlichkeiten im Leistungsanforderungsprofil von Profiathlet*innen und Profimusiker*innen ergeben sich aus dieser Betrachtung beispielsweise klare Handlungsempfehlungen für die Implementierung einer kontinuierlichen musikphysiologischen Grundbetreuung in die Musikausbildung, an der alle Musikstudierenden regelmäßig teilnehmen sollten. Inwiefern es hierbei insbesondere sinnvoll ist, entsprechende Formate obligatorisch oder fakultativ zu verankern bzw. diese an den Hochschulen selbst oder an musikermedizinischen Instituten zu verorten, bedarf weiterführender Diskussionen.

Im Rahmen der Dualen Karriere entscheiden sich Sportler*innen, die bereits während und auch nach der Spitzenkarriere im Sportbereich beruflich tätig sein möchten, häufig für ein Studium in Sport- und Gesundheitswissenschaften. Dieses Studium bietet einerseits eine wissenschaftliche Vertiefung für die aktive spitzensportliche Praxis, andererseits im Hinblick auf die Zeit während und nach der sportlichen Karriere die Möglichkeit einer Schwerpunktsetzung für diverse Berufsbilder in Bereichen wie Sportmanagement, Sporttherapie oder Forschung (z.B. Sportgeräteentwicklung). Wenngleich sich eine solche Duale Karriere nicht oder nicht ohne Weiteres direkt auf den Musikbereich übertragen lässt, so kann die Auseinandersetzung mit den Gegebenheiten im Sport auch hier eine Inspiration bieten, wie möglicherweise das Curriculum für Musikstudiengänge im Hinblick auf den Gesundheits- und Leistungsas-

[2] Vgl. https://www.ospbayern.de/

pekt bereichert werden kann. Bachelorstudiengänge in Sport- und Gesundheitswissenschaften zielen meist auf eine sport-, bewegungs- und trainingswissenschaftliche oder gesundheitswissenschaftliche Grundausbildung ab; Masterstudiengänge in Sportwissenschaften bieten zur wissenschaftlichen Vertiefung unterschiedliche Schwerpunktsetzungen – teils auch in Kombinationen – an, wie z.B. Prävention und Sporttherapie, Gesundheits- und Sportmanagement oder Leistungssport mit Prävention, Regeneration, Rehabilitation und Sportpsychologie. Betrachtet man die Musikausbildung, findet größtenteils nur zum Teil curricular verankerter Unterricht in gesundheits- oder körperorientierten Fächern statt. Grundlagenfächer wie Leistungsphysiologie sowie eine Art Trainingslehre für Musiker*innen oder Gesundheitsfächer wie Prävention und Regeneration stärker in das Curriculum an Musikhochschulen einzubauen, wäre in diesem Zusammenhang sicherlich ein sinnvoller Ansatz.

Während also an Ausbildungsinstituten des DOSB Serviceleistungen für Athlet*innen zur Verfügung stehen und im Sportstudium die entsprechenden Fächer wie Trainingslehre, Biomechanik, Sportmedizin, Sportphysiologie, Sportpsychologie, Prävention, Rehabilitation und Regeneration längst zur Ausbildungsgrundlage gehören, wird im Musikstudium ein Großteil entsprechender Inhalte an vielen Hochschulen nur ansatzweise gelehrt oder über außercurriculare Angebote adressiert; womöglich in Zusammenarbeit mit musikermedizinischen Einrichtungen und Instituten oder durch Workshops mit Gesundheitsexpert*innen. Dies ist grundsätzlich bereits als großer Fortschritt zu sehen und die Angebote sind mittlerweile an vielen Musikhochschulen und Universitäten gut zugänglich. Fester Bestandteil der Musikausbildung auf dem Weg zum*zur Berufsmusiker*in sind sie flächendeckend bislang noch nicht. Die Aufmerksamkeit für diese Thematik wächst aber stetig. Die steigende Tendenz zur Implementierung des Faches Musikphysiologie innerhalb der Studiencurricula bei Neuakkreditierungen von Musikstudiengängen, wie dies bereits an manchen Hochschulen der Fall ist, muss daher weiter vorangetrieben werden. Die in diesem Forschungsband vorgestellte Multizenterstudie sowie die daran beteiligten Universitäten und musikermedizinischen Institute unterstreichen mit ihren aus langjährigen Forschungsergebnissen und Erfahrungen gewonnenen Erkenntnissen die Notwendigkeit einer den Anforderungen der verschiedenen künstlerischen Berufe angemessenen Systematisierung musikphysiologischer Inhalte im curricularen Rahmen des Musikstudiums. Dies ist gerade im Hinblick auf eine nachhaltige und qualitativ hochwertige (Spitzen-)Ausbildung zur langfristigen Leistungsfähigkeit und Berufsausübung unter den modernen Anforderungen einer Gesellschaft und

Umwelt im Wandel, in der berufliche Flexibilität immer wichtiger wird, mittlerweile unumgänglich. Die flächendeckende verantwortungsvolle und angemessene Einbettung und Zurverfügungstellung nicht nur leistungsbezogener, sondern auch gesundheits- und tätigkeitsfeldbezogener Angebote in den Ausbildungsalltag von Musikstudierenden stellt daher eine Herausforderung dar, die ernst genommen und weiter vorangetrieben werden sollte.

Sportpsychologische Betreuung

Sowohl musikalische als auch sportliche Höchstleistungen sind hochkomplexe Phänomene, an deren Zustandekommen eine Vielzahl physiologischer und psychologischer Komponenten beteiligt sind (vgl. Beckmann & Elbe, 2011). Zielgerichtetes Üben bzw. Training (Ericsson et al., 1993), intrinsische Motivation und *Growth Mindset* (Dweck, 2016) spielen dabei tragende Rollen und können sowohl Üben und Training als auch die Konzert- oder Wettkampfvorbereitung optimieren (Mornell et al., 2017). Im Folgenden wird vorgestellt, aus welchen Bereichen sich sportpsychologische Betreuung zusammensetzt und wie diese Bereiche ineinandergreifen.

Spitzenleistungen werden durch das optimale Zusammenspiel athletischer, technisch-taktischer sowie psychischer Leistungskomponenten möglich (Brand, 2010). Sportpsycholog*innen unterstützen Athlet*innen dabei, ihre Leistungsfähigkeit zu optimieren und so Spitzenleistungen zu erreichen. Daher spielt im Hochleistungssport eine die athletische Ausbildung begleitende wissenschaftsbasierte und systematische sportpsychologische Betreuung durch ausgebildete Sportpsycholog*innen für den Aufbau und den Erhalt von athletischen Spitzenleistungen mittlerweile eine tragende Rolle (Beckmann & Elbe, 2011; Brand, 2010). Ein einheitliches Ausbildungscurriculum für Sportpsycholog*innen gibt es in Deutschland nicht, jedoch wird die Anerkennung bzw. Zulassung als sportpsychologische*r Expert*in oder Sportpsycholog*in beim BISp und der Arbeitsvereinigung für Sportpsychologie (asp) nach strengen Kriterien geprüft. Bei beiden Institutionen gelten als Grundvoraussetzung bzw. Grundqualifikation für eine Anerkennung als Sportpsycholog*in absolvierte Studiengänge in Psychologie oder Sportwissenschaft mit anschließender spezieller sportpsychologischer Zusatzqualifikation. Mittlerweile gibt es deutschlandweit zunehmend spezifische Masterstudiengänge in Sportwissenschaften mit dem Schwerpunkt Sportpsychologie. Oberster Grundsatz ist hierbei immer die Ausrichtung an dem*der Athlet*in, d.h. die Orientierung an der Bedürfnislage und an der individuellen Persönlichkeit (Beckmann &

Elbe, 2011).[3] Im Bereich der Musikausbildung sind musikpsychologische Inhalte Teil des Faches Musikphysiologie. Hochschullehrende der Musikphysiologie & Musikermedizin verfügen häufig über ein Doppelstudium in Musik und Medizin/Psychologie. Werden sie im Bereich der Musikermedizin bei psychologischen Fragestellungen (z.B. Auftrittsangst) tätig, so ist eine Facharztqualifikation in Psychotherapeutischer (Psychosomatischer) Medizin oder eine Approbation als Psychologische*r Psychotherapeut*in Voraussetzung (Spahn et al., 2015).

„Sportpsychologen in der Praxis des Wettkampf- und Leistungssports versuchen, von einer wissenschaftlichen Basis ausgehend, psychologische Fertigkeiten zu vermitteln, die sowohl den Trainingsprozess unterstützen als auch den Abruf des Leistungspotenzials eines Sportlers in Wettkampfsituationen verbessern und stabilisieren sollen" (Beckmann & Elbe, 2011, S. 19). Ausschlaggebend ist hier, dass sportpsychologische Betreuung bzw. sportpsychologisches Training ebenso wie jedes andere (technisch-taktische oder motorische) Training zumeist erst über einen längeren Zeitraum hinweg zum Erfolg führen kann, da es um das Erlernen und Beherrschen von psychologischen Fertigkeiten geht. Diese sollen im entscheidenden Moment die größtmögliche Ausnutzung aller Leistungsressourcen in der Wettkampfsituation ermöglichen. Es bedarf einer systematischen Diagnostik, um geeignete Interventions- und Trainingsmaßnahmen für Training und Wettkampf individuell herauszustellen, durchzuführen und wiederholt zu evaluieren. Auch hierin werden Sportpsycholog*innen in ihrer Ausbildung spezifisch geschult und eine professionelle Beratungskompetenz durch Schulungen, Praxis und Supervision gewährleistet.

Das BISp nennt als Aufgaben und Ziele sportpsychologischer Beratung und Betreuung im Leistungssport folgende Punkte:

- Optimierung der psychischen Leistungsvoraussetzungen zum Abruf der Leistungspotenziale der Sportler*innen in Trainings- und Wettkampfsituationen
- Unterstützung bei der Persönlichkeitsentwicklung von Sportler*innen sowie Trainer*innen

[3] Mehr Informationen zum Thema „Sportpsychologie für den Leistungssport" und zur Ausbildung Sportpsychologie sind unter https://www.bisp-sportpsychologie.de und https://www.ausbildungsportpsychologie.de zu finden. Auf eine detailliertere Ausführung zur Ausbildung wird im Rahmen des Beitrags verzichtet.

- Unterstützung in der Rehabilitation bei Sportverletzungen
- Erhaltung und Wiederherstellung psychischer Gesundheit von Sportler*innen sowie Trainer*innen
- Optimierung individueller Handlungskompetenz von Athlet*innen und Trainer*innen
- Optimierung der Beziehungen der Sporttreibenden untereinander und zu ihrem sozialen Umfeld
- Optimierung der Organisationsstrukturen und -abläufe im Sport[4]

Diese Auflistung lässt das breite Spektrum erkennen, in dem Sportpsycholog*innen tätig werden. Sie lässt auch erkennen, dass der Verantwortungsbereich sportpsychologischer Tätigkeit im Sinne von Leistungsoptimierung, -erhalt und -wiederherstellung über Trainingsmaßnahmen hinausgeht. Prävention, Regeneration und Rehabilitation spielen neben sportpsychologischem Training eine große Rolle, ebenso wie der systemische Blick ins individuelle Umfeld und die professionelle Umgebungsstruktur. Gerade bei jungen Sportler*innen ist eine Begleitung und Unterstützung in der Persönlichkeitsentwicklung wertvoll, da wichtige Faktoren wie Resilienz und Selbstwirksamkeit im Hochleistungsbereich beispielsweise den Leistungswillen und die mentale Gesundheit wesentlich beeinflussen können. An Musikhochschulen und Universitäten hat sich eine vergleichbare Karrierebegleitung bislang noch nicht regelhaft etablieren können. Im Sport ist die sportpsychologische Betreuung sehr breit gefächert. An der Schnittstelle von Psychologie, Sportwissenschaft und Medizin (Beckmann & Elbe, 2011) handelt es sich hier um eine Begleitung während der gesamten athletischen Karriere, also auch, wenn es gut läuft und Beschwerdefreiheit gegeben ist. Genau dann wird angesetzt, um durch gezieltes sportpsychologisches Training ein optimales Leistungsniveau erzielen und aufrechterhalten zu können, Beschwerden oder Probleme bereits zu Beginn zu erkennen und anzugehen oder im besten Fall gar nicht erst entstehen zu lassen. Wenngleich die Organisationsstrukturen in Sport und Musik klare Unterschiede aufweisen, so wäre gerade auch im Bereich der Musikhochschulausbildung eine begleitende professionelle Betreuung auch in psychologischen Entwicklungsthemen wünschenswert.

Im Folgenden werden die beiden zentralen Bereiche der Sportpsychologie vorgestellt und ein Transfer zum Hochleistungsbereich Musik hergestellt.

---

[4] https://www.bisp-sportpsychologie.de/SpoPsy/DE/Infoportal/Sportpsychologie_fuer_den_Spitzensport/ziele/ziele_node.html, zuletzt abgerufen am 22.05.2023

Sportpsychologisches Training

Professionell durchgeführtes SPT unterstützt und ermöglicht, wie oben bereits angeführt, eine Leistungsoptimierung über athletische und technisch-taktische Leistungskomponenten hinaus. Dieser systematische Prozess zielt darauf ab, sowohl den Trainingsprozess zu unterstützen als auch die Erfolgswahrscheinlichkeiten im Wettkampf zu verbessern und die Leistungsfähigkeit langfristig zu stabilisieren (Beckmann & Elbe, 2011; Brand, 2010). SPT befasst sich daher mit den kognitiven Faktoren, die für den sportlichen Erfolg neben körperlicher Fitness, Technik und Taktik etc. ausschlaggebend sind. Fragen, die sich Athlet*innen in diesem Kontext stellen, können sein: „Welche Einstellung und Motivation habe ich zum Training?", „Wie bewältige ich Stress?", „Wie optimiere ich meine Konzentrationsfähigkeit?", „Wie schaffe ich es, trotz Provokation meine Aufmerksamkeit bei meinem Spiel zu behalten?", „Ich habe Angst, mich wieder zu verletzen. Wie schaffe ich es, wieder angstfrei Leistungssportler*in zu sein?" oder „Weshalb kann ich im Wettkampf nicht die gleichen Leistungen wie im Training zeigen? [Trainingsweltmeister*in]". Fragen, die sich Musiker*innen im Zusammenhang mit ihren Leistungen bei Probespielen, Konzerten oder Wettbewerben in ähnlicher Weise stellen, wie folgender hypothetischer Fall darstellt: Ein*e Musiker*in hat in einer Drucksituation mit erhöhtem Stress zu tun und kann bei Konzerten die individuelle Leistung nicht abrufen. Hier können Ansatzpunkte beispielsweise die kognitive Arbeit an Emotions- und Aktivationsregulation oder die Stärkung von Selbstvertrauen und Selbstwirksamkeitserwartung sein.

Leistungsrelevante kognitive Fertigkeiten sollen durch SPT erlernt, verändert und verbessert werden, mit dem Ziel der Entfaltung der eigenen realistischen Leistungsmöglichkeiten (Eberspächer, 2012). Darunter fallen Themenbereiche wie Selbstgesprächsregulation (z.B. Selbstmotivierungstechniken wie *positive self-talk*), Aufmerksamkeits- und Konzentrationsregulation (z.B. Fokustraining), Vorstellungstraining (z.B. subvokales Training, ideomotorisches Training, Visualisierung), Kompetenzerwartung (z.B. Prognosetraining), Aktivationsregulation (z.B. Autogenes Training, Atemregulation, Entspannung) und Zielsetzung/Analyse (z.B. SMART-Ziele) (Engbert et al., 2017; Eberspächer, 2012). In der Regel wird SPT in enger Zusammenarbeit mit Sportpsycholog*innen und Trainer*innen erlernt, durchgeführt und überprüft. Gewünschte Effekte können insbesondere dann erzielt werden, wenn die jeweiligen Techniken sportart- und personenspezifisch ausgewählt werden und der Aufgabe angemessen sind (Eberspächer, 2012). Zudem sollten die Techniken längerfristig trainiert bzw. angewandt werden, um gewünschte Erfolge erzielen zu können. Weitere Potentiale liegen in der Beschleunigung von

Lernprozessen im Neuerwerb oder Umlernen von technischen oder motorischen Fertigkeiten und Handlungen. Ebenso eignet sich SPT unter anderem unterstützend beim Wiedereinstieg nach längerer (verletzungsbedingter) Pause, zur Vermeidung von physischen Überlastungen bei hoher und intensiver Trainingsfrequenz oder als Unterstützung zum Abbau von Angst.

Ein Teilbereich des SPT stellt das mentale Training dar, dessen Fokus auf der internen Repräsentation eines Bewegungsmusters liegt, mit dem Ziel, den Bewegungsablauf zu verbessern. Eberspächer (2012) spricht innerhalb des Vorstellungstrainings von drei Möglichkeiten mentalen Trainings: 1) Beim *subvokalen Training* sagen sich Athlet*innen den zu trainierenden Bewegungsablauf im Selbstgespräch vor. 2) Beim *verdeckten Wahrnehmungstraining* begibt sich der*die Athlet*in beim Ausführen des Bewegungsablaufs vor dem inneren Auge in die Außenperspektive, d.h. in die Beobachterrolle von sich selbst. Demgegenüber steht 3) die Übernahme der Innenperspektive beim *ideomotorischen Training*, bei dem die inneren Prozesse bei der Bewegungsausführung nachempfunden werden sollen. Allerdings muss erwähnt werden, dass Übungen des mentalen Trainings im Sinne Eberspächers oftmals auch als Mentaltraining bezeichnet werden, bzw. die Begriffe mittlerweile oft synonym verwendet werden. Mentale Trainingsformen werden nach den jeweiligen Bedürfnissen des*der Athlet*in gewählt, um die individuelle Leistung zu optimieren, und umfassen alle oben genannten Bereiche des SPT.

Auch im Musikbereich wird von mentalem Üben für Musiker*innen gesprochen, d.h. von der Anwendung von Mentaltechniken, und ist vielen mittlerweile ein Begriff. Auffallend ist auch hier, dass der Begriff „Mentales Üben" für *alle* kognitiven Übungen verwendet wird und nicht wie bei Eberspächer konkret für die Übungen zur bereits oben angeführten internen bzw. mentalen Repräsentation des Bewegungsmusters. Weiter lässt sich feststellen, dass bereits seit den 90er-Jahren mentale Techniken und Strategien aus der Sportwissenschaft für das Musiklernen adaptiert wurden (vgl. Langeheine, 2011; Orloff-Tschekorsky, 2011; Klöppel, 2002). Burdinski (2018) kommt in ihrem umfassenden Literatur-Review „Voraussetzungen und Leistungen des mentalen Übens für den instrumentalen Fertigkeitserwerb" auf Basis der aktuellen Studienlage zum Ergebnis, dass mentales Üben in Kombination mit physischem Üben für Musiker*innen beim instrumentalen Fertigkeitserwerb hilfreich und effektiv sein kann. So könne dadurch auch eine Zeit ohne Instrument für das Üben genutzt und gegebenenfalls physischen Überlastungen vorgebeugt werden. Gerade das Üben im Wechsel mit Kurzzeitintervallen (ca. 1,5-3 Minuten) in mentalem und physischem Üben sei besonders effektiv und eigne sich vor allem bei leichten Aufgaben eher als bei komplexen. Die Effektivität mentalen Übens sei zudem abhängig von der individuellen Imaginationsfähigkeit der Musiker*innen. Ebenfalls weist Burdinski darauf hin, dass die Studienlage im Bereich des mentalen Übens in der Musik noch Lücken aufweist. Durch die geringe Anzahl an validen und repräsentativen Studien kann derzeit noch nicht von wissenschaftlicher Evidenz für die Effektivität mentalen Übens im Bereich der Musik gesprochen werden. Dies liegt unter anderem daran, dass ein großer Anteil der Untersuchungen lediglich mit Pianist*innen gearbeitet hat und Ergebnisse nicht ohne Weiteres auf andere Instrumentalgruppen oder Gesang übertragbar sind. Nach Burdniski gibt es aktuell wenige Studien, die den mentalen Lernprozess und mögliche Effekte mentalen Übens über einen längerfristigen Zeitraum beziehungsweise dessen Effektivität hinsichtlich einer Leistungssteigerung beim Konzertauftritt oder Wettbewerb untersucht haben. Sie beschreibt weiter, dass sich auditive und kinästhetische mentale Übestrategien im Musikbereich in der Vergangenheit als wirkungsvoller als visuelle Strategien herausstellten und ein Lernerfolg auch von der gezielten Strategieauswahl für die jeweilige Aufgabenstellung abhängig ist.

In Anbetracht dessen, dass in der Musik die Ausbildung und Verbesserung der gleichen kognitiven Fertigkeiten wie im Sport eine wichtige Rolle für die Optimierung der eigenen Leistungsfähigkeit spielen, könnten die vorhandenen Kenntnisse aus dem Sport auch für die Musik von Nutzen sein. Sowohl im Sport als auch in der Musik ist eine professionelle längerfristige Anwendung mentalen Trainings in der Praxis, wie eingangs bereits beschrieben, notwendig. Demzufolge ist es durchaus überlegenswert, diese Art des Trainings von Beginn an durchgehend in die Ausbildung angehender Sportler*innen und Musiker*innen zu integrieren, um das Potential mentalen Trainings hinreichend ausschöpfen zu können. Auf wissenschaftliche Untersuchungen bezogen wäre die Berücksichtigung dieser Faktoren wünschenswert; gepaart mit Studiendesigns, die geltende Gütekriterien erfüllen und sowohl im qualitativen als auch quantitativen Ergebnis repräsentative Aussagen – auch durch Replikationsstudien – zulassen. In der Praxis sind im Unterschied zum Sport die Studierenden in der Musik mit mentalem Üben oftmals auf eigenes Experimentieren angewiesen und selbst wenn im Rahmen eines Seminars Mentaltechniken oder -strategien als Übemethoden besprochen werden, so liegt es im Ermessen und der Kenntnis des*der Hauptfachdozent*in, ob damit im Instrumental- und Gesangsunterricht aktiv und langfristig gearbeitet wird oder nicht. Es ist überlegenswert, geeignete mentale Trainingsformen analog zum SPT als sozusagen *Psychologisches Training für Musiker*innen* (PTM) zu konzeptualisieren. Forschung trüge hierbei die Verantwortung der wissenschaftlichen Fundierung. Dieses Training für Musiker*innen adäquat und den individuellen Bedürfnissen entsprechend anzuwenden, d.h. mittels spezifischer Diagnostik geeignete Trainingsformen auszuwählen, durchzuführen und zu evaluieren, fiele dann gegebenenfalls, verglichen mit der Anwendung des SPT in der Sportpraxis, in den Aufgabenbereich von ausgebildeten Musikphysiolog*innen. Dadurch könnten Hauptfachdozent*innen im Rahmen von Fortbildungsseminaren mit dem Themenbereich vertraut gemacht werden und von dafür ausgebildeten Musikphysiolog*innen professionell unterstützt werden. Denn mentale Techniken, die vermittelt werden, sollten wissenschaftlich begründet und ihre Relevanz nachvollziehbar gemacht werden. Gibt es im Sportbereich mittlerweile eine aussagekräftige Studienlage und hinreichend Literatur zu diesem Thema, lassen sich in der Musikphysiologie weite Lücken an empirischer Forschungsevidenz hinsichtlich der Effektivität mentaler Übetechniken bei Musiker*innen feststellen. Hierzu müssten sowohl Musikphysiolog*innen, Instrumental- und Gesangslehrende als auch Studierende eng zusammenarbeiten, um eine valide wissenschaftliche Grundlage schaffen zu können.

Sportpsychologische Beratung

Einen weiteren Hauptbereich der sportpsychologischen Betreuung stellt die *Sportpsychologische Beratung* dar. Diese unterstützt die Athlet*innen während ihrer Karriere durch psychosoziale Begleitung bei der Persönlichkeitsentwicklung, allgemeiner Beratschlagung und Förderung des psychischen Wohlbefindens (Brand, 2010). In der praktischen Arbeit sportpsychologischer Beratung sieht man sich den verschiedensten Erwartungen von Klient*innen unterschiedlichster Bereiche gegenüber. Unabhängig von der jeweiligen Sportart steht speziell im Leistungssport (wie auch in der Musik) vor allem die Optimierung und Abrufbarkeit der Leistungsfähigkeit im Vordergrund – zumeist verbunden mit dem Wunsch nach einer schnellen Lösung und konkreten Strategien für den Umgang mit einem Problem oder mit Konflikten. Dieser Wunsch an den*die sportpsychologische*n Berater*in gleicht der Erwartung an eine klassische Fachberatung, in der nach einer systematischen Analyse adäquate Interventionen zur möglichst schnellen Überwindung des Problems bereitgestellt werden (Liesenfeld & Beckmann-Waldenmayer, 2012). Zielt die klassische Fachberatung weitgehend auf die Identifizierung von Wissens- und Kompetenzdefizite ab, so werden bei der systemischen Beratung Potenziale und Blockaden der zu beratenden Person untersucht. Die Aufdeckung von Prozesswissen und die Entwicklung von Lösungen steht der Bereitstellung von Fachwissen für eine effiziente Problemlösung in der Expert*innenberatung gegenüber. Dies impliziert, dass der*die Fachberater*in Fachwissen mitbringt und anbietet, welches die Sportler*innen an- und übernehmen sollen, wohingegen in der systemischen Beratung der Fokus auf der Anregung, Ent- und Aufdeckung eigener Prozesslösungskompetenzen und dadurch auf dem aktiven Lernen liegt. In der klassischen sportpsychologischen Fachberatung kann aufgrund des hierarchischen Verhältnisses in der Expert*innenberatung von *asymmetrischer Kooperationsbeziehung* gesprochen werden; von einer *symmetrischen Beziehungsgestaltung* hingegen in der systemischen Beratung (nach Königswieser et al., 2006, zitiert nach Liesenfeld & Beckmann-Waldenmayer, 2012, S. 65). Wenngleich die Diagnostik und die Vermittlung geeigneter Strategien sinnvolle Schritte einer klassischen sportpsychologischen Fachberatung sind, suggeriert dieser Ansatz, dass die Klient*innen als auf eine Art passive Ratsuchende Hilfe von einem*einer Expert*in zur Problemlösung benötigen, was unter Umständen die Selbstwirksamkeitserwartungen und Wahrnehmung der eigenen Handlungsfähigkeit der Sportler*innen negativ beeinflussen kann. Das Problem wird dem Individuum zugeschrieben. Der Kontext spielt hierbei eine untergeordnete Rolle, was den Druck auf die einzelne Person verstärken kann, die letztlich erneut Rat bei Spezialist*innen sucht – in der Hoffnung auf schnelle Hilfe von außen. Dies kann insbesondere im Falle neu auftretender Probleme das Risiko erhöhen, sich ohne die Maßnahmen von Expert*innen zunehmend hilfloser zu fühlen und dadurch Denkmuster zu etablieren, die die Leistungsfähigkeit der Sportler*innen reduziert. Daher ist eine nähere Beschäftigung mit der systemischen Perspektive als alternative oder ergänzende Interventionsmöglichkeit in der sportpsychologischen Beratung sinnvoll.

Wenngleich es „die" systemische Beratung an sich nicht als eine klar abgrenzbare einzigartige Beratungsform gibt, teilen Ansätze systemischer Beratung in weiten Zügen das Menschenbild der Humanistischen Psychologie, wie sie beispielsweise von Carl Rogers vertreten wird. Als eine Art Oberbegriff vereint die systemische Beratung verschiedene Coaching-Modelle (vgl. von Schlippe & Schweitzer, 2007), deren Vorgehen alle zum Ziel haben, „Menschen in ihrer Entwicklung zu unterstützen" (König & Vollmer, 2019). Neben Grundhaltungen wie Wertschätzung, Empathie und Authentizität gehören vor allem Ressourcen- und Lösungsorientierung sowie Prozessorientierung zu den Grundpfeilern systemischer Beratung (König & Vollmer, 2019; Liesenfeld & Beckmann-Waldenmayer, 2012; Szabó & Berg, 2006; Mücke, 2001). Im Unterschied zu anderen Coaching-Ansätzen, die sich auf die Tradition der

Humanistischen Psychologie gründen, liegt der wesentliche Bestandteil systemischer Arbeit auf dem speziellen Fokus des sozialen Systems, innerhalb dessen Handlungen stattfinden bzw. verändert werden können. Systemische Interventionen können vielversprechende Möglichkeiten für den Einsatz in der sportpsychologischen Beratung bieten, da insbesondere im Leistungsbereich neben den kognitiven und motorischen Fähigkeiten der Sportler*innen auch motivationale und emotionale Faktoren der Sportler*innen, Trainer*innen und anderer zum System zugehöriger Personen sowie deren Interaktionen untereinander die Leistung und Performanz der Sportler*innen bedingen (Liesenfeld & Beckmann-Waldenmayer, 2012). Selbiges dürfte ebenfalls für Musiker*innen gelten und kann in diesem Sinne zusätzlich eine Bereicherung für die Entwicklung auf Persönlichkeits- und Leistungsebene darstellen. Im Folgenden wird näher erläutert, wann und in welchen Bereichen der Einsatz systemischer Beratungstechniken besonders lohnend erscheint. Dabei kann im Gedankenspiel der Begriff Sportler*in in unserem Zusammenhang gerne synonym mit Musiker*in gelesen werden.

Systemische Beratungsansätze bieten den Vorteil, dass insbesondere Themen, die im ersten Moment nicht direkt offensichtlich sind, entdeckt werden können. Die klassische Fachberatung konzentriert sich überwiegend auf die Betrachtung und Analyse sichtbarer Symptome, aus denen Lösungsstrategien abgeleitet werden. Wenn diese teilweise nicht den gewünschten Erfolg bringen, kann dies daran liegen, dass dem Problem stattdessen ein den Sportler*innen unbewusstes, verstecktes Thema zugrunde liegt (Liesenfeld & Beckmann-Waldenmayer, 2012). Ein solches Thema, das den Beteiligten selbst noch nicht klar ist und sich kontextspezifisch auf Interaktionsmustern und psychosozialen Phänomenen zwischen den am Leistungsprozess beteiligten Akteur*innen gründet, bedarf einer Betrachtung, die das gesamte soziale System mit in den Blick nimmt und im Rahmen eines systemischen Coachingprozesses von den Klient*innen aufgedeckt werden kann (vgl. Beckmann & Elbe, 2011). Dies kann eine besonders lohnende Perspektive sein, wenn es um Konflikte im sportpsychologischen Bereich geht. Ein Konflikt wird hier allgemein definiert als „das Bestehen entgegengesetzter Verhaltenstendenzen" (König & Vollmer, 2019). Herkner (2004) beschreibt den Konflikt noch etwas genauer: „Ein Konflikt liegt immer dann vor, wenn in einer Situation zwei oder mehr unverträgliche (das heißt nicht gleichzeitig durchführbare) Verhaltensweisen zur Verfügung stehen" (S. 85). Hierbei werden sowohl Konflikte zwischen mehreren Personen (*soziale Konflikte*), als auch Konflikte innerhalb einer Person (*intrapersonale Konflikte*) mit eingeschlossen. Ein sozialer Konflikt könnte beispielsweise in divergierenden Ansichten und Einstellungen zwischen Musikstudierenden und Hauptfachlehrenden bestehen. Entsprechende Bereiche können hierbei etwa die Übemethodik und -techniken, den musikalischen Ausdruck oder auch die Kommunikation an sich betreffen. In diesen interpersonalen Bereich fallen auch gruppentypische Konflikte in Ensembles. Im intrapersonalen Bereich kann ein Konflikt beispielsweise die Unentschlossenheit des*der Musiker*in sein, ob ein wichtiger Wettbewerb trotz empfundener unzureichender Vorbereitungszeit gespielt oder abgesagt wird. Da Konflikte selten auf eine konkrete Ursache zurückzuführen sind, sondern in der Regel aus dem Zusammenwirken mehrerer Faktoren entstehen, kann die Betrachtung des jeweiligen sozialen Systems, wie sie in der systemischen Arbeit üblich ist, bei Konflikten besonders wertvoll sein (König & Vollmer, 2019). Im Sport können Konflikte durchaus als Auslöser für sportliche Krisen fungieren, sowie andererseits Folgen oder Symptome einer sportlichen Krise sein (Kleinert, 2003). Daher ist eine Beschäftigung mit den zwei verschiedenen Arten von Konflikten für die sportpsychologische Beratung notwendig. Da Sportler*innen immer Teil eines sozialen Systems sind (Trainer*innen, Mannschaft), die an der Leistungsfähigkeit beteiligt sind, erscheinen systemische Ansätze im Leistungssport besonders geeignet, um Konflikte aufzulösen und dadurch eine Leistungssteigerung zu erzielen. Übertragen auf den Bereich der Musik wäre solch ein soziales System beispielsweise ein Orchester als Mannschaft mit dem*der Dirigent*in als Trainer*in und den Musiker*innen als Sportler*innen. Dadurch wird weiter deutlich, weshalb systemische Ansätze in der Beratung von Musiker*innen insbesondere auch für inter- und intrapersonale Konflikte in ebensolchen Systemgefügen im musikalischen Kontext eine Bereicherung sein können.

Es bleibt jedoch anzumerken, dass auch systemische Beratungsansätze ihre Grenzen haben. Ließe sich beispielsweise eine Leistungsminderung, die dafür verantwortlich ist, dass eine Person mit dem Leistungssport aufhören möchte, auf Veränderungen des Bewegungsapparats zurückführen und nicht auf eine psychologische Ursache wie Motivationsverlust, so wäre dieser Ursache ausschließlich mit Methoden klassischer Fachberatung, wie zum Beispiel der Video-Analyse von Bewegungsabläufen und physiologischen Interventionen beizukommen. Eine Analyse des inneren Konflikts über das Aufhören oder Weitermachen mit dem Leistungssport wäre hier daher ein völlig unzureichender Ansatz. Im psychologischen Bereich liegen die Grenzen auch dort, wo eine Psychotherapeut*in oder Psychiater*in notwendig wird, weil eine psychische Erkrankung vorliegt. Diesen Zeitpunkt kompetent zu erkennen und verantwortungsvoll damit umzugehen, ist eine weitere Kernkompetenz von Sportpsycholog*innen. Sportpsycholog*innen stehen damit vor einer erhöhten Anforderung an ihren Beruf, da sie in unterschiedlichen

Rollen agieren: 1) Teils als Prozessbegleitende, teils als Expert*innen mit Fachwissen, 2) unterstützen sie die Entwicklung von Erklärungs- und Handlungsalternativen der Athlet*innen dabei wertschätzend, je nach deren vorhandenen Motiven, Potentialen und Defiziten, 3) geben den Athlet*innen so viel Sicherheit wie nötig und 4) bieten vorgefertigte Lösungen so limitiert wie möglich an, wodurch die Selbststeuerung der Sportler*innen unterstützt werden soll (Liesenfeld & Beckmann-Waldenmayer, 2012). Eine fundierte Ausbildung ist nötig, um systemische Interventionen erfolgreich im sportpsychologischen Coaching einsetzen zu können.

Systemische Interventionen bieten also vielversprechende Möglichkeiten für den Einsatz in der Beratung von Sportler*innen und erscheinen auch bei Musiker*innen vielversprechend zu sein. Als Ergänzung und komplementäre Verbindung zur klassischen Fachberatung können Konflikte so ganzheitlich, selbstorganisiert und ressourcenorientiert gelöst werden. Durch die systemische Perspektive können die Selbstwirksamkeit und Autonomie der Spitzensportler*innen und Musiker*innen gesteigert werden, was sich positiv auf die Leistungsfähigkeit auswirken kann. Für die unterstützenden Sportpsycholog*innen ergeben sich daraus jedoch erhöhte Anforderungen in dieser anspruchsvollen Beratungstätigkeit. Denn für eine sinnvolle Integration von klassischer Fachberatung und systemischen Interventionen müssen sich diese, neben einer steten Haltung der Neutralität, Offenheit und Neugier, zwingend über ihre eigene Rolle in der jeweiligen Situation bewusst sein. Möglichst flexibel, situationsspezifisch und individuell auf die Klient*innen eingehen zu können und dabei auf Metaebene stets über die eigene Rolle sowie das damit verbundene Verhalten in der Beratung zu reflektieren, stellen hierbei die wesentlichen Voraussetzungen für einen optimalen Beratungsprozess dar.

Achtsamkeits- und Akzeptanzansatz

Ein weiterer Ansatz, der in den letzten Jahren Einzug in die sportpsychologische Praxis gefunden hat, ist der „Achtsamkeits- und Akzeptanzansatz". Dieser kann sowohl im Rahmen sportpsychologischen Trainings als auch in der sportpsychologischen Beratung Anwendung finden. Darüber hinaus reichen bestimmte Elemente des Ansatzes auch ins Regenerations- und Gesundheitsmanagement hinein. In der psychologischen Forschung gibt es bereits seit den 1970er Jahren Interesse an den Wirkungsmechanismen und -potentialen von Achtsamkeit und Akzeptanz. Jon Kabat-Zinn war ein Initiator dieser „Bewegung", welche zunächst mit Gesundheit und Wohlbefinden assoziiert gewesen ist. Das Forschungsinteresse in der Sportpsychologie für achtsamkeitsbasierte Verfahren ist jedoch erst im Zusammenhang mit deren Potential zur Förderung von Leistungssteigerung entstanden. Heutzutage wird Achtsamkeit in der westlichen Gesellschaft als eine nicht-reaktive und neutrale Reflektion von Aufmerksamkeit und Geistesgegenwart beschrieben (Kaufmann et al., 2018; Nhat Hanh, 2006), bei der „der augenblickliche Moment (...) bewusst und nicht wertend wahrgenommen wird" (nach Heidenreich et al., 2007, S. 478, zitiert nach Heinz et al., 2011). Hierbei geht es um die beurteilungsfreie Wahrnehmung und Beobachtung impermanenter externaler, d.h. auf die Umwelt und die aktuelle Situation gerichteter, und internaler, d.h. bewusst auf das eigene Empfinden gerichteter Phänomene im gegenwärtigen Augenblick: "Paying attention in a particular way; on purpose, in the present moment, and non-judgementally" (Kabat-Zinn, 2005, S. 4). Jede kinästhetische, emotionale oder gedankliche Wahrnehmung hat die gleiche Existenzberechtigung sowie eine eigene Existenzbegründung und wird aktiv und offen angenommen, so wie sie in der aktuellen Situation ist (Heidenreich & Michalak, 2009).

Hölzel et al. (2011) stellen vier Mechanismen in den Raum, die durch Achtsamkeitsmeditation positiv beeinflusst werden können: 1) Aufmerksamkeitsregulation, 2) Körperwahrnehmung, 3) Emotionsregulation und 4) Flexibilität im Perspektivenwechsel bezogen auf das Selbst (vgl. Tang & Poser, 2015). Positive Effekte auf emotionale und kognitive Funktionen spielen auch in der sportpsychologischen Beratung eine tragende Rolle. So hat im Verlauf der letzten Jahre eine Übertragung achtsamkeitsbasierter Verfahren in den Leistungs- und Spitzensport stattgefunden wie auch die Entwicklung sportspezifischer Programme dafür. Diese Programme können auch ergänzend zu klassischem SPT eingesetzt werden. Geht es im Achtsamkeitstraining um eine Veränderung der inneren Einstellung und Haltung gegenüber (dysfunktionalen) Gedanken(inhalten) und Emotionen, so zielen Interventionen im SPT meist auf die Veränderung dysfunktionaler Gedanken selbst ab. Für Letzteres finden kognitiv-behaviorale Interventionen wie Zielsetzung, Imagination und Selbstgespräch ihre Anwendung, die zudem zu einer Verbesserung der Steuerung des Erregungsniveaus beitragen sollen (nach Heidenreich et al., 2007, zitiert nach Heidenreich & Michalak, 2011). Die Anwendung achtsamkeitsbasierter Ansätze im Sport kann sich hingegen nach Jansen et al. (2019) auf eine Steigerung sowohl des Flow-Erlebens als auch der Aufmerksamkeitsfähigkeit und auf eine positive Beeinflussung der Emotionsregulation auswirken. Jekauc und Kittler (2015, zitiert nach Jansen et al., 2019) sprechen daher von einer potentiell positiven Beeinflussung achtsamkeitsbasierter Ansätze auf die Wettkampfleistung im Sport. Eine Vergleichsstudie zwischen der Anwendung von psychologischem Fertigkeitstraining und dem *Mindfulness-Acceptance-Approach* (MAC) von Gardner und Moore (2007) zeigte, dass MAC eine effektive Intervention zur Verbesserung der mentalen Gesundheit und Leistungsfähigkeit bei Sportstudierenden darstellt. So zeigte sich bei der Gruppe der MAC-Teilnehmenden einerseits eine Reduktion von Verhaltensschwierigkeiten, Stress und psychologischen Symptomen, andererseits eine Steigerung der sportlichen Leistung, der psychologischen Flexibilität sowie der Emotionsregulation (Gross et al., 2016).

Neben dem MAC-Ansatz gibt es im Sportbereich noch einen weiteren Ansatz, der Anwendung in der Sportpraxis findet: das *Mindful Sports Performance Enhancement*-Programm (MSPE). Das MSPE wurde 2005 von Kaufmann et al. (2018) für Athlet*innen und Trainer*innen entwickelt und ist in der Tradition des MBSR-Verfahrens[5] von Jon Kabat-Zinn (1990) und der achtsamkeitsbasierten kognitiven Therapie (nach Segal et al., 2012, zitiert nach Kaufmann et al., 2018) verwurzelt. Es handelt sich hierbei um ein Durchführungsprotokoll, das laut Kaufmann et al. (2018) auf jegliche Sportarten übertragbar und im Team, aber auch individuell gleichermaßen für Athlet*innen und Trainer*innen gedacht, anwendbar ist. Das Programm bietet die Möglichkeit, die Wirkungsmechanismen des Achtsamkeitstrainings direkt in die Praxis zu übertragen, d.h. in die Trainings- und Wettkampfrealität. Das Protokoll besteht aus sechs 90-minütigen Sitzungen: 1. *Building Mindfulness Fundamentals* - Einführung in die Achtsamkeit, 2. *Strengthening the Muscle of Attention* – Stärkung der Aufmerksamkeit, 3. *Stretching the Body´s Limits Mindfully* – Erkennen der körperlichen Belastungsgrenzen, 4. *Embracing „What is" in Stride* – Annehmen dessen, was ist, 5. *Embodying the Mindful Performer* – Verkörperung der Achtsamkeit und 6. *Ending the Beginning* - Etablierung der Achtsamkeit (Jansen et al., 2019; Kaufmann et al., 2018). Grundlegend gemeinsam ist beiden Ansätzen, dass es sich 1) jeweils um Gruppeninterventionen mit mehreren Sitzungen über mehrere Wochen hinweg handelt, 2) in deren Verlauf verschiedene Achtsamkeitstechniken erlernt werden, die 3) *On- und Off-Field* angewandt werden, d.h. ein Transfer des Erlernten in die jeweilige Sportpraxis stattfindet (Jansen et al., 2019). Wenngleich sowohl der MSPE- als auch der MAC-Ansatz achtsamkeitsbasierte Verfahren sind, unterscheiden sie sich doch in einigen Aspekten. Während beim MAC-Ansatz vor allem die Stärkung für den Umgang mit ständig wechselnden Lebensbedingungen im Vordergrund steht, liegt der Fokus beim MSPE auf der Selbstwertschätzung (Jansen et al., 2019). Im MSPE-Modell wirken

[5] Mindfulness Based Stress Reduction

Achtsamkeit und Akzeptanz über die Faktoren Konzentration, Loslassen, Entspannung, Harmonie/Rhythmus und Schlüsselassoziationen auf Emotions- und Aufmerksamkeitsregulation, die wiederum über Flow-Erleben Spitzenleistungen ermöglichen können (vgl. Kaufmann et al., 2018, S. 146). Als weitere Wirkfaktoren werden in diesem Modell zusätzlich (Selbst-)Mitgefühl und Dankbarkeit angeführt, welche ebenfalls die Emotionsregulation und damit die Leistung beeinflussen können. Die im Modell dargestellten Wirkmechanismen spiegeln sich in ähnlicher Weise in Studienergebnissen durch höhere Werte unter anderem in Achtsamkeit, Wahrnehmung, Aufmerksamkeitsfokussierung, Emotionsregulation, Optimismus, psychischer Flexibilität und Flowerleben sowie durch niedrigere Werte in sportbezogener Angst und Stresserleben wieder (vgl. Kaufmann et al., 2018; vgl. Birrer et al., 2012). Welche tatsächlichen Effekte achtsamkeitsbasierte Verfahren auch nachhaltig auf die Leistungsfähigkeit und Gesundheit von Athlet*innen verschiedener Sportarten haben, ist zum jetzigen Zeitpunkt zwar postuliert, jedoch noch nicht hinreichend durch methodisch valide und auch replizierte Studien belegt. Trotz zahlreicher Studien wird am Beispiel einer Meta-Studie über achtsamkeitsbasierte Verfahren von Bühlmayer et al. (2017) deutlich, dass nur wenige der evaluierten Studien die Gütekriterien erfüllen (neun Studien aus 15.795). Wie bei der Umsetzung jeder anderen Technik, bedarf es zudem der regelmäßigen Übung, um Effekte zu erzielen und eine längerfristige Wirkung zu ermöglichen (vgl. Jansen et al., 2019). Jedoch ist die Möglichkeit zur längerfristigen Arbeit mit Athlet*innen für Sportpsycholog*innen oft nicht gegeben, da Auftraggeber*innen häufig schnell wirksame Strategien zur Problemlösung erwarten. Daher mag der kurzfristige Einsatz von achtsamkeitsbasierten Methoden zwar nur bedingt sinnvoll sein (Beckmann & Elbe, 2011). Dies aber als grundlegende Limitation achtsamkeitsbasierter Ansätze in der Betreuungsarbeit festzulegen, ist ob der Absenz empirischer Evidenz nicht ohne Weiteres zu bestätigen.

Auch in der musikphysiologischen und musikpsychologischen Forschung gibt es mittlerweile (Forschungs-) Interesse auf diesem Gebiet. Aufgrund gemeinsamer Anteile im Leistungsanforderungsprofil in Sport und Musik lassen sich positive Effekte von Achtsamkeitstraining beziehungsweise achtsamkeitsbasierten Verfahren vermuten. In Analogie zu den Erkenntnissen aus dem Sport ist davon auszugehen, dass auch bei Musiker*innen die Wirkmechanismen von Achtsamkeit über Aufmerksamkeits-, Emotionsregulation und Flowerleben (Spahn et al., 2021) einen positiven Einfluss auf die Leistungsfähigkeit im Sinne einer Optimierung und Abrufbarkeit der Leistung haben können. Gerade der achtsame Umgang mit sich selbst und mit Situationen im Musikkontext, bewusst erfahrbare kinästhetische Empfindungen und die bewertungsfreie Wahrnehmung von Gedanken und Gefühlen können für Musiker*innen eine Bereicherung darstellen. Die Ergebnisse einer neueren Pilotstudie von Clarke, Osborne und Baranoff (2020) weisen in dieselbe Richtung. Die Autor*innen entwickelten im Rahmen einer Pilotstudie eine Intervention basierend auf den Prinzipien der gruppenbasierten *Acceptance and Commitment Therapy* (ACT) für Gesangsstudierende. Ziel dieser Studie mit sechs Teilnehmenden war es zu untersuchen, ob die über sechs aufeinander folgende Wochen dauernde Intervention (pro Woche je eine zweistündige Sitzung) einen positiven Einfluss auf deren Auftrittsangst bewirken könne, beziehungsweise ob ein Zusammenhang zwischen Intervention und Auftrittsangst nachweisbar würde. Die Untersuchungsergebnisse zeigten auch beim drei Monate später folgenden Follow-Up noch immer einen deutlichen Zuwachs an psychischer Flexibilität sowie eine deutliche Abnahme an Auftrittsangst bei den Proband*innen. Wenngleich diese Explorativstudie Limitationen wie sehr niedrige Samplezahl oder fehlende Kontrollgruppe aufweist, gibt sie dennoch Aufschluss über eine mögliche positive Wirkung auf Auftrittsangst. Um die Effektivität achtsamkeitsbasierter Interventionen genauer zu untersuchen und entsprechende Programme in Curricula für Musikstudierende aufnehmen zu können, bedarf es künftig umfassender und aussagekräftiger Forschung. Über diesen spezifischen Ansatz hinaus konnte die Wirksamkeit multimodaler psychologischer Ansätze bei Musikstudierenden auf deren Umgang mit Lampenfieber und die musikalische Performance im nicht-pathologischen Bereich nachgewiesen werden (Spahn et al., 2016).

Regenerationsmanagement als Maßnahme der Prävention und Leistungsoptimierung

Üben, üben, üben – eine umstrittene Devise als Schlüssel zum Erfolg. Wie auch im Spitzensport, sind Musikstudierende oftmals hohen bis sehr hohen Belastungen ausgesetzt. Überbelastungen und Überbeanspruchungen (Spahn et al., 2011) durch zu langes oder ineffektives Üben stellen daher ein großes Risiko für Musikstudierende dar, welche im Gesangs- und Instrumentalunterricht an Musikhochschulen und Universitäten thematisiert werden sollten. Eine adäquate Belastungsdosierung und die damit einhergehende individuelle Beanspruchung sind wesentliche Faktoren, um langfristig gesund ans Ziel zu kommen. Eine professionelle Unterrichts- und Übegestaltung bzw. -planung spielt in diesem Zusammenhang auch in der Hochschullehre eine tragende Rolle, um Musikstudierende während des Studiums sowie für die berufliche Laufbahn vor damit verbundenen körperlichen Schäden und

Erkrankungen zu bewahren. In dieser Hinsicht lohnt ein Blick in den sportlichen Kontext, um zunächst verschiedene Begrifflichkeiten von (Über-)Belastungen voneinander abzugrenzen. Belastung wird in der Sportwissenschaft als vorgegebene Anforderung oder Aufgabe verstanden, die nicht vom betroffenen Individuum abhängt, sondern von äußeren Bedingungen. Sogenannte Belastungsnormative bestimmen die körperliche (z.B. Trainingsumfang/-intensität), psychische (z.B. Lernprozesse) und soziale (z.B. Konflikte) Belastung und sind für alle gleich. Die körperliche und psychische Bewältigung der Belastung bedingt die individuelle psychologische (z.B. Motivationslage) und physiologische (z.B. autonomes Nervensystem) Beanspruchung: „Die Beanspruchungslage ist also eine Folge davon, wie die Athletin oder der Athlet körperlich oder psychisch mit der Belastung umgeht" (Meinert, 2018, S. 16). Beim Versuch des Organismus infolge von „überschwelliger" Belastung und Beanspruchung die Homöostase wiederherzustellen, kommt es bestenfalls zur körperlichen und psychischen Anpassung und somit auch zu einem Leistungszuwachs. Armstrong und van Heest (2002) unterscheiden anhand der Steigerung an Intensität, Dauer und Häufigkeit des Trainings Untertraining, akute Überbelastung, Überbeanspruchung und Übertraining. Die Bereiche der akuten Überbelastung und Überbeanspruchung gelten als Zonen mit positiver bis optimaler Anpassung und einer in Folge möglichen Verbesserung der Leistung in Wettkampf und Training. Wird aus der Überbeanspruchung allerdings ein Übertraining, kann es zu physiologischer Fehlanpassung und infolgedessen zu einer Leistungsminderung kommen, dem sogenannten Übertrainingssyndrom. Die Grenzen zwischen der erwünschten Trainingsadaption und schädlichem Verhalten sind nach Armstrong und van Heest (2002) fließend. Schnell kann es geschehen, dass zwischen hoch beanspruchenden Trainingsphasen nicht adäquat Zeit für physische und psychische Erholung bleibt und ein Regenerationsmangel entsteht. Stete Beobachtung und Reflexion von Belastungs- und Erholungsphasen spielen demzufolge eine entscheidende Rolle für den Leistungsaufbau und den langfristigen Leistungserhalt. Nicht verwechselt werden darf das Übertrainingssyndrom aufgrund fehlender Regenerationsphasen mit „Übermotivation", die von Seiten des*der Athlet*in aus entstehen kann und nicht aufgrund eines straffen Trainingsplans durch den*die Trainer*in. Neurophysiologisch gesehen spielt bei letzterer unter anderem ein erhöhtes Dopamin-Niveau eine Rolle, was zeitgleich anfälliger für Stress macht und nach Diamond (2007) unter anderem ein genetischer Faktor für Übermotivation sein kann.

In den letzten Jahren lag ein wissenschaftlicher und praxisbezogener Fokus im Leistungssport zunehmend auf Erholungsprozessen und Regenerationsmanagement. In den Aufgabenbereich von Sportpsycholog*innen fallen hierbei die Diagnostik von Erholtheit, Ermüdung und Regenerationsbedarf sowie die Handlungsplanung und die Auswahl geeigneter Interventionen, um Regenerationsprozesse zu steuern und zu unterstützen. Im Rahmen des vom Bundesinstitut für Sportwissenschaft geförderten Verbundprojekts REGman wurde beispielsweise mit dem *Akutmaß zur Erfassung von Erholung und Beanspruchung im Sport* (AEB) ein sensitives psychometrisches Messinstrument zur Quantifizierung von Erholung und Beanspruchung entwickelt (Hitzschke et al., 2016) sowie die entsprechende Kurzskala (KEB) (Kellmann et al., 2016). Innerhalb des REGman-Projekts findet man auch Ergebnisse zu einzelnen regenerationsfördernden Maßnahmen, deren Wirksamkeit allerdings im Mittel nur geringe Evidenz zeigt. Bezugnehmend hierauf und auf die Prinzipien der Sportartspezifität und Individualität verweisen die Autor*innen auf die Wichtigkeit der Berücksichtigung spezifischer Rahmenbedingungen einzelner Sportarten (z.B. Belastungsstruktur oder infrastrukturelle Umgebungsbedingungen) und die Beibehaltung von bewährten individuellen Regenerationsstrategien der Athlet*innen. Die Notwendigkeit von wirkungsvollen Regenerationsmaßnahmen wird im REGman-Projekt somit einerseits bestätigt, andererseits wird darauf hingewiesen, dass Verfahren vorab erprobt und auf individuelle Verträglichkeit geprüft werden sollten. Analog dazu spielt auch in der Musik die Verschiedenartigkeit an Disziplinen eine Rolle für Art und Dauer der Ermüdung von beispielsweise Muskulatur, neuromuskulärem Zusammenspiel, autonomem und zentralem Nervensystem, Bindegewebe oder Hormonsystem. Die unterschiedlichen Anforderungen rufen gleichzeitig auf mehreren dieser Funktionsebenen des menschlichen Organismus Ermüdung auf diverse und spezifische Weise hervor. Bisher wurde der Bedeutung von Regeneration für den Leistungsaufbau und langfristigen Leistungserhalt in der Musik weder in der Praxis noch in der Forschung hinreichend Aufmerksamkeit beigemessen. Zieht man sportwissenschaftliche und -medizinische Erkenntnisse hier in Betracht und setzt diese in Bezug zu musikalischer Leistung, wird deutlich, dass gerade auf dem Gebiet der musikermedizinischen und musikphysiologischen Prävention und Regeneration sowie im Sinne erstrebter Expertise und Leistungsfähigkeit Forschungs- und Handlungsbedarf besteht.

Fazit

Die in diesem Beitrag vorgestellten Themenfelder der Organisationsstrukturen im Leistungssport, der sportpsychologischen Beratung und Betreuung sowie die Rolle von angemessener Regeneration für Prävention und Leistungsoptimierung sollen der Anregung dienen, sich tiefer mit einer möglichen Bereicherung einzelner Aspekte für das Musikstudium zu beschäftigen und fortführende Diskussionen zu ermöglichen. Die eingangs erwähnten musikermedizinischen Institute sowie die entsprechende Netzwerkarbeit und themenbezogenen Forschungsgruppen an Hochschulen und Universitäten leisten einen nicht mehr wegzudenkenden Beitrag in der Vereinbarkeit von Gesundheit und Spitzenleistung. Ein angestrebtes Ziel liegt hier in der Prävention als einem Grundgedanken für langfristig gesunde und zu Hochleistung motivierte Musiker*innen. Wie der Multizenterstudie zu entnehmen ist (Nusseck et al., 2017; Spahn et al., 2017), gibt es einen hohen Bedarf an Aufklärung, vielseitigen Angeboten und mehr Instituten und Anlaufstellen mit spezifisch ausgebildetem Personal. Im Rahmen der ganzheitlichen Konzeption von Spitzensportausbildung und Dualer Karriere bieten ausgewählte Serviceleistungen, die Vermittlung umfangreicher Kenntnisse in Themenbereichen wie Trainingslehre, Leistungsphysiologie und Prävention, sportpsychologisches Training, systemische Prinzipien in der sportpsychologischen Beratung sowie achtsamkeitsbasierte Verfahren neben einem professionellem Regenerationsmanagement vielversprechende Ansätze für eine mögliche Übertragbarkeit auf den musikalischen Kontext. Da diese Aspekte aus dem Feld des Leistungssports – adaptiert an die Anforderungen einer künstlerischen Ausbildung und an den künstlerischen Alltag – hilfreich und unterstützend für die künstlerische Karriere sein könnten, bedarf es weiterführender Diskussionen hinsichtlich derer konkreten Ausgestaltung in der Zukunft. Es liegt nicht im Sinne der Autorin, dem Musikstudium ein ähnlich straffes Korsett überzuziehen, wie dies mittlerweile im Leistungssport nicht selten der Fall ist. Wie in anderen Bereichen auch gibt es bei allen Maßnahmen zwei Seiten der Medaille. Künstlerische und persönliche Freiheit ist ein hohes Gut und bildet eine von vielen Voraussetzungen für Kreativität und künstlerische Entfaltung. Für die musikalische Ausbildung gibt es ganz im Sinne dieses Beitragsbands noch vielfältige Handlungsfelder und Gestaltungsmöglichkeiten. An oberster Stelle sollten hierbei neben dem Leistungsgedanken immer auch die geistige und körperliche Gesundheit, das Wohlbefinden, die Freude am Musizieren sowie die individuelle Entwicklung der Persönlichkeit stehen.

Literatur

Araújo, L.S., & Spahn, C. (2022) *Promoting health-related lifestyle.* In: Gary E. McPherson (Hrsg.) The Oxford Handbook of Music Performance, vol. 2, Oxford University Press, 279–306.

Armstrong, L., & van Heest, J. (2002). *The Unknown Mechanism of the Overtraining Syndrome: Clues from Depression and Psychoneuroimmunology.* Sports Medicine, 32, 185-209.

Baltes, P., & Baltes, M. (1990). *Psychological perspectives on successful aging: The model of selective optimization with compensation.* In: P. Baltes & M. Baltes (Hg.), Successful aging: Perspectives from the behavioral sciences (1-34). New York: Cambridge University Press.

Beckmann, J., & Elbe, A.-M. (2011). *Praxis der Sportpsychologie. Mentales Training im Wettkampf- und Leistungssport.* 2. Auflage. Balingen: Spitta.

Birrer, D., Röthlin, P., & Morgan, G. (2012). *Mindfulness to Enhance Athletic Performance: Theoretical Considerations and Possible Impact Mechanisms.* Mindfulness, 3, 235-246.

Brand, R. (2010). *Sportpsychologie.* Wiesbaden: VS Verlag für Sozialwissenschaften.

Bühlmayer, L., Birrer, D., Röthlin, P., Faude, O., & Donati, L. (2017). *Effects of mindfulness practice on performance-relevant parameters and performance outcomes in sports: A meta-analytical review.* Sports Medicine, 47, 1-13.

Burdinski, M. (2018). *Voraussetzungen und Leistungen des mentalen Übens für den instrumentalen Fertigkeitserwerb.* Musikphysiologie und Musikermedizin, 3, 117-118.

Clark, L. K., Osborne, M. S., & Baranoff, J. A. (2020). *Examining a Group Acceptance Commitment Therapy Intervention for Music Performance Anxiety in Student Vocalists.* Frontiers in Psychology, 11 (1), 1-11.

Diamond, A. (2007). *Consequences of variations in genes that affect dopamine in prefrontal cortex.* Cerebral Cortex, 17, 161-170.

Dweck, C. (2016). *Mindset – The new Psychology of Success.* 2. Auflage, New York: Ballantine Books.

Eberspächer, H. (2012). *Mentales Training. Das Handbuch für Trainer und Sportler.* 8. Auflage, München: Copress.

Engbert, K., Droste, A., Werts, T., & Zier E. (2017). *Mentales Training im Leistungssport. Ein Übungsbuch für den Schüler- und Jugendbereich.* 2. Auflage, Stuttgart: Neuer Sportverlag.

Ericsson, K., Krampe, R., & Tesch-Romer, C. (1993). *The Role of Deliberate Practice in the Acquisition of Expert Performance.* Psychological Review, 100(3), 363-406.

Gardner, F.L., & Moore, Z.E. (2007). *The Psychology of Enhancing Human Performance: The Mindfulness-Acceptance-Commitment (MAC) Approach.* New York: Springer Publishing.

Gross, M., Moore, Z.E., Gardner, F. L., Wolanin, A. T., Pess, R., & Marks, D.R. (2016). *An empirical examination comparing the Mindfulness-Acceptance-Commitment approach and Psychological Skills Training for the mental health and sport performance of female student athletes.* International Journal of Sport and Excercise Psychology, 16(4), 431-451.

Heidenreich, T., & Michalak, J. (2009). *Achtsamkeit und Akzeptanz in der Psychotherapie – Eine Einführung.* In: T. Heidenreich, J. Michalak (Hg.): Ein Handbuch (11-24), Tübingen: dgvt-Verlag.

Heinz, K., Heidenreich, T., Wenhold, F., & Brand, R. (2011). *Achtsamkeit und Akzeptanz. Grundlagen und Perspektiven eines neuartigen Ansatzes sportpsychologischen Trainings für den Leistungssport.* Zeitschrift für Sportpsychologie, 18, 145-154.

Herkner, W. (2004). *Lehrbuch Sozialpsychologie.* 2. Auflage, Bern: Huber.

Hitzschke, B., Holst, T., Ferrauti, A., Meyer, T., Pfeiffer, M., & Kellmann, M. (2016). *Entwicklung des Akutmaßes zur Erfassung von Erholung und Beanspruchung im Sport.* Diagnostica, 62(4), 212-226.

Jansen, P., Seidl, F., & Richter, S. (2019). *Achtsamkeit im Sport. Theorie und Praxis zu achtsamkeitsbasierten Verfahren in Freizeit, Training, Wettkampf und Rehabilitation.* Berlin: Springer.

Kabat-Zinn, J. (2005). *Coming to Our Senses: Healing Ourselves and the World through Mindfulness.* New York: Hyperion.

Kaufman, K., Glass, C., & Pineau, T. (2018). *Mindful Sport Performance Enhancement. Mental Training for Athletes and Coaches.* Washington: American Psychological Association.

Kellmann, M., Kölling, S., & Hitzschke, B. (2016). *Das Akutmaß und die Kurzskala zur Erfassung von Erholung und Beanspruchung im Sport - Manual.* Hellenthal: Sportverlag Strauß.

Kleinert, J. (2003). *Erfolgreich aus der sportlichen Krise. Mentales Bewältigen von Formtiefs, Erfolgsdruck, Teamkonflikten und Verletzungen.* München: blv.

Klöppel, R. (2002). *Mentales Training für Musiker. Leichter lernen - sicherer auftreten.* Kassel: Gustav Bosse.

König, E., & Volmer, G. (2019). *Handbuch Systemisches Coaching. Für Coaches und Führungskräfte, Berater und Trainer.* 3. Auflage, Weinheim: Beltz Verlag.

Langeheine, L. (2011). *Üben mit Köpfchen. Mentales Training für Musiker*. 5. Auflage, Frankfurt: Zimmermann.

Liesenfeld, M., & Beckmann-Waldenmayer, D. (2012). *Systemische Beratung in der Sportpsychologie. Grenzen und Möglichkeiten*. In: D. Beckmann-Waldenmayer, J. Beckmann (Hg.), Handbuch sportpsychologischer Praxis. Mentales Training in den olympischen Sportarten (60-70), Balingen: Spitta.

Mayer, J., & Hermann, H.-D. (2015). *Mentales Training. Grundlagen und Anwendung in Sport, Rehabilitation, Arbeit und Wirtschaft*, 3. Auflage, Berlin: Springer.

Mesagno, C., & Beckmann, J. (2017). *Choking under pressure: theoretical models and interventions*. Current Opinion in Psychology, 16, 170-175.

Mesagno, C., Mornell, A., & Quinn, A. L. (2016). Choking Under Pressure in Sport and Music: Exploring the Benefits of Theory Transfer Across Domains. In: A. Mornell (Hg.), Art in Motion III: Performing Under Pressure (23-57), Frankfurt: Peter Lang.

Meinert, M. (2018). *Trainingsbetreuung*. In: Initiative Neue Qualität Arbeit (Hg.), Kein Stress mit dem Stress. Tipps und Lösungen für mentale Stärke und psychische Gesundheit im wettkampforientierten Leistungssport (15-37), Bönen: Druckerei Kettler.

Meyer, T., Ferrauti, A., Kellmann, M., & Pfeiffer, M. (2016). *Regenerationsmanagement im Spitzensport: REGman – Ergebnisse und Handlungsempfehlungen*. Köln: Sportverlag Strauß.

Mornell, A., Osborne, M., & McPherson, G. (2017). *Enhanced practice strategies for musical performance evaluation of the learning process in elite performers*. Abstracts of the International Symposium on Performance Science 2017, 25-26.

Nhat Hanh, T. (2006). *Im Hier und Jetzt Zuhause sein*. Bielefeld: Theseus.

Nusseck, M., Mornell, A., Voltmer, E., Kötter, T., Schmid, B., Blum, J., Türk-Espitalier, A., & Spahn, C. (2017). *Gesundheit und Präventionsverhalten von Musikstudierenden an verschiedenen deutschen Musikhochschulen*. Musikphysiologie und Musikermedizin, 24(2), 67-84.

Orloff-Tschekorsky, T. (2011). *Mentales Training in der musikalischen Ausbildung*. 3. Auflage, Wiesbaden: Breitkopf & Härtel.

Petermann, F., & Vaitl, D. (2014). *Entspannungsverfahren. Das Praxishandbuch*. 5. Auflage, Weinheim: Beltz.

Petrat, N. (2011). *Psychologie des Instrumentalunterrichts*. 4. Auflage, Kassel: Gustav Bosse.

Schlippe, A. v., & Schweitzer, J. (2007). *Lehrbuch der systemischen Therapie und Beratung*. Göttingen: Vandenhoeck & Ruprecht.

Schuppert, M. (2014). *Rückschritt mit Fortschritt – Musizieren und Alter(n) aus Sicht der Musikermedizin.* Musikphysiologie und Musikermedizin, 21(3), 144-153.

Schuppert, M., & Altenmüller, E. (2018). *Musikphysiologie und Musikermedizin.* In: A. Lehmann, R. Kopiez (Hg.): Handbuch Musikpsychologie (411-434). Bern: Hogrefe. Spahn, C. Bernatzky, G., Kreutz, G. (2015) Musik und Medizin – ein Überblick. In: Günther Bernatzky, Gunter Kreutz (Hrsg.) Musik und Medizin Chancen für Therapie, Prävention und Bildung Springer Verlag, Wien; S. 17-24.

Spahn C., Krampe F., & Nusseck, M. (2021) *Live Music Performance: The Relationship Between Flow and Music Performance Anxiety.* Front. Psychol. 12:725569. doi: 10.3389/fpsyg.2021.725569

Spahn, C., Voltmer, E., Mornell, A., & Nusseck, M. (2017) *Health status and preventive health behavior of music students during university education: Merging prior results with new insights from a German multicenter study.* Musicae Scientiae, Special issue: Music, Health, and Wellbeing 21:213–229.

Spahn, C., Richter, B., & Altenmüller, E. (Hrsg.) (2011) *MusikerMedizin. Diagnostik, Therapie und Prävention von musikerspezifischen Erkrankungen,* Schattauer Verlag, Stuttgart.

Spahn, C., Walther, J.-C., & Nusseck, M. (2016) *The effectiveness of a multimodal concept of audition training for music students in coping with music performance anxiety.* Psychology of Music 44:893-909.

Spahn, C. (2015) *Musikergesundheit in der Praxis, Grundlagen, Prävention, Übungen.* Henschel Verlag, Leipzig.

Spahn C. (Hrsg.) (2017) *Körperorientierte Ansätze für Musiker. Methoden zur Leistungs- und Gesundheitsförderung,* Hogrefe Verlag, Göttingen.

Spahn, C. (2022): *Diseases and health risks in instrumentalists.* In: Gary E. McPherson (Hrsg.) The Oxford Handbook of Music Performance, vol. 2, Oxford University Press, 232–259.

Szabó, P., & Berg, I.K. (2006). *Kurz(zeit)coaching mit Langzeitwirkung.* Dortmund: Borgmann Media.

Tang, Y., & Posner, M. (2015). *Mindfulness in the Context of the Attention System.* In: K. Brown, J. Creswell, R. Ryan (Hg.): Handbook of Mindfulness. Theory, Research and Practice (81-89), New York: Guilford Press.

Williamon, A. (2004). *Musical Excellence. Strategies and techniques to enhance performance.* Oxford: Oxford University Press.

Yoshie, M., Shigemasu, K., Kudo, K., & Ohtsuki, T. (2009). *Effects of state anxiety on music performance: Relationships between the Revised Competitive State Anxiety Inventory-2 subscales and piano performance.* Musica Scientiae, 8, 55-84.

Résumé und Ausblick

Manfred Nusseck, Anna Immerz, Claudia Spahn

In diesem Kapitel soll abschließend ein Résumé aus den Erkenntnissen des Netzwerks gezogen und ein Ausblick auf weiterführende wissenschaftliche und handlungsorientierte Perspektiven gegeben werden.

Zusammenfassung der Ergebnisse und Schlussfolgerungen

Das Thema der Gesundheit von Musikstudierenden ist bereits seit mehr als zwanzig Jahren Gegenstand wissenschaftlicher Untersuchungen (vgl. Einleitung Nusseck & Spahn in diesem Band). Dabei zeigten die Studienergebnisse immer wieder die hohe Prävalenz musikerspezifischer Beschwerden und Spielbeeinträchtigungen von Musikstudierenden.

Mittels der Multizenterstudie im vorliegenden wissenschaftlichen Netzwerk konnten erstmals Daten bei Musikstudierenden an verschiedenen deutschen Musikhochschulen im Verlauf des Studiums erhoben werden (vgl. Beitrag Nusseck et al. in diesem Band). Ein wichtiges Ergebnis der Multizenterstudie bestand darin, dass sich hinsichtlich der Gesundheit der Musikstudierenden keine bedeutsamen Unterschiede zwischen den Musikhochschulen zeigten. Vielmehr bestätigte sich die Hypothese, dass bei einem relevanten Prozentsatz der Studierenden musikspezifische gesundheitliche Belastungen auftreten und dass körperliche und psychische Gesundheit ein institutionsübergreifendes Thema bei Musikstudierenden darstellt.

Erste Schlussfolgerung: Prävention und Gesundheitsförderung für Musikstudierende an Musikhochschulen besitzen spezifische und hohe Relevanz.

Die Ergebnisse der Multizenterstudie verdeutlichten ebenfalls, dass im ersten Studienjahr ein erhöhtes Risiko für die Entwicklung spielbezogener Beschwerden besteht. Als Erklärung hierfür können unterschiedliche Hypothesen formuliert werden (vgl. Beitrag Mornell et al. und Beitrag Voltmer & Spahn in diesem Band).

Zweite Schlussfolgerung: Im ersten Studienjahr des Musikstudiums besteht ein erhöhtes Risiko für die Entwicklung spielbezogener Beschwerden.

Erfreulicherweise zeigten die Ergebnisse der Multizenterstudie, dass nahezu alle Musikstudierenden einmal in ihrem Studium in Kontakt mit einem Angebot oder einer Maßnahme zur Förderung ihrer Gesundheit kamen. Aus den Ergebnissen war jedoch ein präventiver Effekt auf die Gesundheit der Musikstudierenden nicht eindeutig abzulesen.

Dritte Schlussfolgerung: Um bei den Musikstudierenden gesundheitliche Effekte durch präventive Verhaltensweisen und gesundheitsfördernde Maßnahmen zu erzielen, sollten diese stärker Eingang in die Übe- und Spielpraxis finden.

In der Auseinandersetzung mit den Ergebnissen und Erkenntnissen der Multizenterstudie sowie den Erfahrungen an den einzelnen Musikhochschulen ergaben sich im Netzwerk umfangreiche Diskussionen darüber, wie entsprechende Empfehlungen für präventive Maßnahmen im Musikstudium vermittelt werden können. Hierzu wurden Umsetzungsmöglichkeiten zur Verdeutlichung des Themenbereichs Gesundheit und Prävention in der Musikausbildung diskutiert, mit dem Ziel das Thema stärker an den Musikhochschulen zu verankern und die Notwendigkeit der Auseinandersetzung mit dem Thema Gesundheit bei den Musikstudierenden bewusster zu machen.

Vierte Schlussfolgerung: Die Bewusstheit hinsichtlich der Gesundheit sollte im Musikstudium bei allen Studierenden gefördert werden.

Insgesamt wurde die Phase der professionellen Musikausbildung als entscheidende Phase für die Etablierung eines Gesundheitsbewusstseins und die Vermittlung präventiver Maßnahmen zur Erhaltung der Gesundheit erachtet. Es handelt sich im Studium um einen Prozess der Professionalisierung, in dem eine realistische Selbsteinschätzung gefördert und gesundheitsfördernde Strategien der Resilienz erlernt werden sollen (vgl. Beitrag Spahn et al. in diesem Band). Hierzu sollte ein selbstbewusster und eigenverantwortlicher Umgang mit der Gesundheit auch hinsichtlich Zukunftsperspektiven und möglichen Krisen- und Konfliktmomenten entwickelt werden. Angesichts dieser Situation ist es wichtig, Musiker*innen bereits in der Ausbildung an Musikhochschulen einen gesundheitsbewussten Umgang mit dem Musizieren zu vermitteln und sie auf die Anforderungen des späteren Berufs im Sinne der Prävention und Gesundheitsförderung vorzubereiten (vgl. Beitrag Schauer in diesem Band).

Fünfte Schlussfolgerung: Das Musikstudium stellt eine ideale Lernphase für den gesundheitsbewussten Selbstumgang als Musikerin und Musiker dar und kann auf die Anforderungen der Berufspraxis vorbereiten.

Die Diskussion im Netzwerk thematisierte ebenfalls die Differenzierung der Studierenden hinsichtlich primärer und sekundärer Prävention. Häufig entstehe die Motivation für gesundheitsfördernde Maßnahmen erst beim Vorliegen von Beschwerden. Die Bewusstmachung des Themas Gesundheit und entsprechende Angebote müssten sich differenzierter an unterschiedlichen Zielgruppen ausrichten (vgl. Beitrag Spangler in diesem Band).

Sechste Schlussfolgerung: Angebote von Gesundheitsförderung und Prävention sollten differenzierter auf unterschiedliche Zielgruppen unter den Musikstudierenden ausgerichtet sein.

Dennoch stellte sich die Frage, ob und vor allem wie die Musikstudierenden Angebote wahrnehmen und vor allem auch im Studienalltag umsetzen können (vgl. Beitrag Türk-Espitalier in diesem Band). Eine denkbare Strategie zur Prävention könnte mehr in Richtung eines Gesundheitsmanagements weisen. Prävention wird häufig durch Gewohnheiten und Hürden beim Einbinden neuer Aktivitäten erschwert. Für präventive Maßnahmen könnten beispielsweise mit Hilfe des „Change Management-Ansatzes" Veränderungen und Anpassungen von Verhaltensweisen im musikalisch-künstlerischen Alltag aufgegriffen und mit gesundheitsförderlichen Strategien verbunden werden.

Zusätzlich könnten Hemmungen bei den Studierenden, sich mit gesundheitlichen Problemen auseinander zu setzen, ein Grund für eine Fortsetzung einer belastenden Studiensituation sein. Hierfür wären strukturelle Maßnahmen, wie z.B. spezifische Angebote oder Vertrauenspersonen als Ansprechpartner*innen, geeignet.

Siebte Schlussfolgerung: Strukturelle Maßnahmen und Strategien des Gesundheitsmanagements könnten die Annahme und Anwendung von Gesundheitsförderung und Prävention für Musikstudierende erleichtern.

Im Netzwerk bestand Einigkeit darüber, dass auch bei den Lehrenden ein Bewusstsein für das Thema Gesundheit geschaffen werden sollte. Die Instrumental- und Gesangslehrenden stehen im direkten Kontakt mit den Studierenden. Das Verhältnis zwischen Lehrkraft und Studierenden hat dabei einen großen Einfluss und Probleme sollten auf dieser Ebene angesprochen werden können. Um dies leisten zu können, ist auch bei den Lehrkräften ein ausreichender Informationsstand erforderlich.

Achte Schlussfolgerung: Lehrende an Musikhochschulen sollten ebenfalls über die Themen Gesundheit und Prävention informiert und in die Konzepte zur Prävention und Gesundheitsförderung einbezogen werden.

Ergebnisse der Multizenterstudie aus der Perspektive der Musikstudierenden

Um herauszufinden, ob die Ergebnisse der Multizenterstudie sowie Hypothesen zu einzelnen Belastungsaspekten von den Studierenden bestätigt werden können, wurden Studierende an den beteiligten Musikhochschulen zur Umsetzung und zum Einsatz von präventiven Gesundheitsmaßnahmen im Studienalltag befragt. Das Feedback der Studierenden sollte neue Aspekte zur Interpretation der Studienergebnisse beitragen (vgl. Beitrag Rieder in diesem Band).

Für die Befragung wurde eine kurze Präsentation der Ergebnisse der Multizenterstudie angefertigt und in Lehrveranstaltungen einzelner Netzwerkmitglieder den Studierenden vorgestellt. Als Gesprächsimpuls wurde die Frage genutzt, ob die Studierenden die Ergebnisse aus eigener Einschätzung bestätigen könnten. Ebenfalls wurden die Studierenden gefragt, ob sie präventive Gesundheitsmaßnahmen beim Spielen/Singen und Üben durchführen und wenn ja, wie sie diese im Übe- und Spielalltag umsetzen. Die Gespräche mit den Studierenden wurden protokolliert oder stichwortartig dokumentiert (vgl. Beitrag Mornell et al. in diesem Band).

Die Ergebnisse aus der Multizenterstudie zu den Spielbeschwerden im Musikstudium wurden von den Studierenden überwiegend als plausibel und nachvollziehbar bestätigt. Viele berichteten selbst von spielbeeinträchtigenden Beschwerden oder erzählten von Kommiliton*innen, die sogar eine Spielpause von bis zu einem Jahr aufgrund von Beschwerden einlegen mussten. Einige Studierende waren von der Häufigkeit der berichteten Beschwerden überrascht und sie äußerten ihr Erstaunen darüber, dass mehr Mitstudierende als sie erwartet hatten gesundheitliche Probleme angaben.

Neunte Schlussfolgerung: Studierende an Musikhochschulen begrüßen die Aufklärung über das Thema Gesundheit und bestätigen die Ergebnisse der Multizenterstudie anhand ihrer persönlichen Erfahrungen mit spielbezogenen Beschwerden.

Die hohe Anzahl derjenigen, die bereits mit Beschwerden ins Studium kommen, wurde von den Studierenden mit der Art des Übens für die Aufnahmeprüfung in Verbindung gebracht, da diese einen enorm hohen Druck erzeuge und die jeweiligen vorbereitenden Instrumental- und Gesangspädagogen wenig auf gesundheitliche Aspekte geachtet hätten.

Auch im ersten Studienjahr berichteten die Studierenden von einem sehr intensiven Übeaufkommen, das vor allem durch die neue Umgebung und die Lehrkraft im Hauptfach beeinflusst wurde. Es zeichnete sich ab, dass für die Studierenden vor allem das Üben eine sehr starke Belastung darstellt.

Als einer der Hauptgründe für das Auftreten gesundheitlicher Probleme wurden vor allem der Leistungsdruck sowie der Stress mit der Organisation des Studiums genannt. Weiterhin wurde deutlich, dass Prävention von den Studierenden nicht leicht umzusetzen sei. Es wurde oft geäußert, dass Maßnahmen erst ergriffen werden, wenn ein Problem bereits aufgetreten ist. Generell aber waren sich die Studierenden einig, dass Prävention und Gesundheit wichtig sind und beachtet werden sollten.

Zehnte Schlussfolgerung: Studierende an Musikhochschulen nennen Leistungsdruck als entscheidenden Faktor für gesundheitliche Probleme.

Besonders im Instrumental- und Gesangsunterricht wünschen sich die Studierenden mehr Sensibilisierung bezüglich der Wahrnehmung des eigenen Körpers. Obwohl einige Lehrkräfte sich durch Fortbildungen für gesundheitliche Probleme interessieren, komme dies doch zu selten vor und Probleme würden von den Lehrkräften eher als etwas gesehen, womit sich die Studierenden selbst auseinandersetzen sollen.

Insgesamt konnten sich die Studierenden in den Ergebnissen der Multizenterstudie wiederfinden und stimmten der Wichtigkeit von gesundheitsorientierten Maßnahmen zu. Sie betonten aber auch die Problematik der Umsetzung in dem bereits sehr angefüllten Studienalltag und nahmen gesundheitliche Beschwerden als natürliche Folge eines hohen Übeaufkommens hin. In diesem Zusammenhang äußerten die Studierenden auch den Wunsch nach mehr Raum für einen Austausch über Risiken und Ressourcen. Dies komme ihrer Meinung nach häufig zu kurz und sie wünschten sich weniger „Einzelkämpfertum“ und mehr gegenseitige Unterstützung.

Elfte Schlussfolgerung: Die Musikstudierenden wünschen sich mehr Raum für Austausch untereinander und für gegenseitige Unterstützung.

Ausblick

Die Relevanz des Themas Gesundheit von Musikstudierenden konnte durch wissenschaftliche Untersuchungen belegt und verdeutlicht werden. Dies zeigen die Erkenntnisse aus dem wissenschaftlichen Netzwerk.

Die Weiterentwicklung des Faches Musikphysiologie & Musikermedizin in den letzten zehn bis zwanzig Jahren an deutschen Musikhochschulen bietet die Chance, evidenzbasierte Konzepte aus dem Bereich der Gesundheitswissenschaften zur Anwendung zu bringen, die es erlauben, die vorhandenen musikphysiologischen und musikermedizinischen Angebote den Musikstudierenden so differenziert nahezubringen, dass sie noch effektiver in den Studienalltag integriert werden können. Mittel- und langfristig wird dies nur in einem systemischen Ansatz möglich sein, in dem das Thema Gesundheit von allen Mitgliedern einer Musikhochschule selbstverständlich mitgetragen wird.

Kurzbiographien der Autorinnen und Autoren

Prof. Dr. Jochen Blum ist ausgebildeter Geigenbauer und studierte Medizin in Siena, Mainz, Boston und London und Viola in Florenz. Nach der Promotion im Bereich Neurochirurgie und der Habilitation an der Universität Mainz ist er Chefarzt an der Klinik für Unfallchirurgie, Orthopädie und Handchirurgie des Klinikum Worms/Akademisches Lehrkrankenhaus der Johannes-Gutenberg-Universität Mainz. Ebenfalls ist er Professor (apl.) für Musikphysiologie und Musikermedizin an der Hochschule für Musik und Darstellende Kunst Frankfurt am Main.

Jutta Drinda studierte Psychologie (Diplom) an der Ludwig-Maximilians-Universität München und wurde als Psychologische Psychotherapeutin approbiert. Sie war therapeutisch und wissenschaftlich in klinischen Institutionen sowie als Beraterin in verschiedenen Organisationen tätig. Seit 2017 arbeitet sie als wissenschaftliche Mitarbeiterin am Institut für künstlerisch-pädagogische Studiengänge an der Hochschule für Musik und Theater München und lehrt dort Psychologie.

PD Dr. Timo Fischinger studierte Lehramt Musik an der Hochschule für Musik und Theater Hamburg. Er promovierte und habilitierte in Systematischer Musikwissenschaft an der Universität Kassel. Im Anschluss an das Referendariat ist er derzeit als Lehrer in der Primar- und Sekundarstufe tätig.

Prof. Dr. Anna Immerz studierte Lehramt Musik und Germanistik sowie Master Liedgestaltung an der Hochschule für Musik Freiburg und promovierte zum Thema Biographie und Stimme. Seit dem Wintersemester 2022/23 hat sie die Tenure-Track Professur für Musikphysiologie am Freiburger Institut für Musikermedizin an der Hochschule für Musik Freiburg inne.

Prof. Dr. Thomas Kötter studierte und promovierte in Medizin an der Universität zu Lübeck und berufsbegleitend Public Health an der Medizinischen Hochschule Hannover. Er habilitierte im Fach Sozialmedizin und Versorgungsforschung an der Universität zu Lübeck und ist Facharzt für Allgemeinmedizin. Seit 2021 hat er eine Professur für Lehre in der Allgemeinmedizin an der Universität zu Lübeck.

Prof. Dr. Adina Mornell, studierte am Oberlin College and Conservatory of Music in den USA mitunter Klavier und anschließend Musikwissenschaft und Psychologie an der Technischen Universität Berlin. Sie promovierte in Musikpsychologie an der MDW Wien. Nach einigen Jahren an der Kunstuniversität Graz ist sie seit 2010 an der Hochschule für Musik und Theater München als Professorin mit dem Lehrstuhl für Instrumental- und Gesangspädagogik tätig.

PD Dr. Manfred Nusseck studierte Lehramt Musik an Hochschule für Musik und Theater Hamburg, promovierte in Verhaltens- und Neurowissenschaften am Max-Planck-Institut in Tübingen und habilitierte sich im Bereich pädagogischer Psychologie an der Pädagogischen Hochschule Freiburg. Er ist akademischer Mitarbeiter am Freiburger Institut für Musikermedizin (FIM) und am Freiburger Forschungs- und Lehrzentrum Musik (FZM) an der Hochschule für Musik Freiburg.

Lilian Peters studierte Lehramt Musik und Instrumentalpädagogik in München und Regensburg sowie Musiktherapie an der University of the Arts in Enschede. Neben ihrer Tätigkeit als Musiktherapeutin am Isar-Amper-Klinikum München, ist sie derzeit als wissenschaftliche Assistentin am Lehrstuhl für Instrumental- und Gesangspädagogik an der Hochschule für Musik und Theater München tätig.

André Rieder studierte Lehramt Musik an der Hochschule für Musik Freiburg mit dem Hauptfach Klavier und dem Schwerpunkt Pop/Jazz-Gesang und arbeitet heute als Gymnasiallehrer mit den Fächern Musik und Französisch.

Dr. Ingolf Schauer studierte Violine an der Hochschule für Musik in Weimar und Psychologie (Diplom) an der Universität in Leipzig. Von 1980-2023 war er Mitglied im Orchester der Musikalischen Komödie der Oper Leipzig und promovierte zum Thema Gesundheitsanalysen bei Orchestermusikern. An der Hochschule für Musik und Theater Leipzig ist er seit 2005 in der Lehre im Fach Psychologie und in der psychologischen Beratungsstelle für Studierende tätig.

Prof. Berthold Schmid studierte Lehramt Musik in Stuttgart und Gesang an der Hochschule für Musik und Theater München und an der Hochschule für Musik Freiburg. Er war Professor für klassischen Gesang an der Hochschule für Musik und Theater „Felix Mendelssohn-Bartholdy" in Leipzig und von 2015 bis 2020 Prorektor. 2023 gründete er mit seiner Frau Prof. Monika Schmid-Meier die Schmid-Meier-Schmid-Stiftung „Singen".

Josephine Schmirl schloss ihr Bachelorstudium an der Hochschule für Musik Freiburg im Hauptfach Klavier und im Minor Musikphysiologie im Sommersemester 2023 ab. Zum Wintersemester 2023/24 beginnt sie den Master Musikphysiologie und den Master Klavier an der Hochschule für Musik Freiburg. Parallel studiert sie Medizin an der Universität Freiburg.

Prof. Dr. Dr. Claudia Spahn studierte Musik an der Hochschule für Musik Freiburg und Medizin an der Universität Freiburg. Sie wurde in Medizin promoviert, habilitierte sich in Psychosomatischer Medizin und ist Fachärztin für Psychotherapeutische Medizin. Zusätzlich promovierte sie in Systematischer Musikwissenschaft. Seit 2005 ist sie Professorin für Musikermedizin und Leiterin des Freiburger Instituts für Musikermedizin (FIM) an der Hochschule für Musik Freiburg und der Medizinischen Fakultät der Universität Freiburg. Seit 2017 ist sie Prorektorin für Forschung und Internationales der Hochschule für Musik Freiburg und seit 2022 Geschäftsführende Direktorin des Freiburger Forschungs- und Lehrzentrums Musik (FZM).

Simone Spangler studierte Lehramt Musik, Sport und Italienisch an der Hochschule für Musik und Theater (HMTM), der Technischen Universität (TU) und der LMU in München sowie Master in Sportwissenschaften an der Deutsche Hochschule für Gesundheit und Sport (DHGS) in Berlin. Neben ihrer derzeitigen Anstellung als wissenschaftliche Mitarbeiterin in Musikpädagogik an der LMU und als Dozentin für Sportwissenschaften an der DHGS Berlin ist sie in der musikphysiologischen und systemischen Beratung (SG) sowie als sportpsychologische Expertin tätig.

Dr. Alexandra Türk-Espitalier studierte Flöte und Instrumentalpädagogik an der Hochschule für Musik und Darstellende Kunst Frankfurt/Main sowie Physiotherapie an der Queen Margaret University Edinburgh und systematische Musikwissenschaften an der MDW Wien. Sie ist Senior Lecturer für Musikphysiologie an der Universität für Musik und Darstellende Kunst Wien.

Prof. Dr. Edgar Voltmer studierte Medizin an der Universität Hamburg und absolvierte die Ausbildung zum systemischen Berater/Familientherapeut (DGSF). Bis 2019 war er Professor für Gesundheitswissenschaften an der Theologischen Hochschule Friedensau. Habilitation zum Thema Gesundheit von Ärztinnen und Ärzten an der Medizinischen Fakultät der Universität Freiburg. Bis 2023 hatte er die Professur für Gesundheitsförderung in Studium und Beruf an der Universität zu Lübeck inne.

Freiburger Beiträge zur Musikermedizin
Herausgegeben von Claudia Spahn

Claudia Spahn: *Gesundheit für Musiker*
Entwicklung des Freiburger Präventionsmodells
Freiburger Beiträge zur Musikermedizin, Band 1
ISSN 1863-1932; ISBN 978-3-89733-150-1

Mark F. Zander: *Musiker zwischen Gesundheit und Krankheit*
Evaluation des Freiburger Präventionsmodells
Freiburger Beiträge zur Musikermedizin, Band 2
ISSN 1863-1932; ISBN 978-3-89733-153-2

Wolfgang Steinmüller: *Körperbewusstheit für Musiker*
Die Feldenkrais-Methode im Freiburger Präventionsmodell
Freiburger Beiträge zur Musikermedizin, Band 3
ISSN 1863-1932; ISBN 978-3-89733-180-8

Bernhard Richter/Mark Zander/Claudia Spahn:
Gehörschutz im Orchester
Freiburger Beiträge zur Musikermedizin, Band 4
ISSN 1863-1932; ISBN 978-3-89733-181-5

Claudia Spahn/Bernhard Richter/Edgar Voltmer (Hrsg):
Arztsein, Musizieren und Gesundheit
Freiburger Beiträge zur Musikermedizin, Band 5
ISSN 1863-1932; ISBN 978-3-89733-185-3

Matthias Echternach: *Untersuchungen zu Registerübergängen bei männlichen Stimmen*
Freiburger Beiträge zur Musikermedizin, Band 6
ISSN 1863-1932; ISBN 978-3-89733-213-3

Céline Wasmer/Franziska Eickhoff:
Vergleichende Untersuchungen zur Spielbewegung bei Geigern
Freiburger Beiträge zur Musikermedizin, Band 7
ISSN 1863-1932; ISBN 978-3-89733-244-7

Edgar Voltmer
Psychosoziale Belastungen von Medizinstudenten und Ärzten und Ansätze zur berufsspezifischen Prävention und Gesundheitsförderung
Freiburger Beiträge zur Musikermedizin, band 8
ISSN 1863-1932; ISBN 978-3-89733-339-0